Dr. med. Christoph Schenk

Zwischen Leben und Tod - 20 Jahre als Notarzt

Zwischen Leben und Tod - 20 Jahre als Notarzt

ISBN 13: 978-3-96111-940-0

Cover: Dr. med. Christoph Schenk, Kira Hinsch

Lektorat: Tanja Kehler

Korrektorat: Katja Rahe, Renate Wieland

Impressum / V. i. S. d. P.:

Dr. med. Christoph Schenk

38275 Haverlah

Fragen, Lesungen, Kritik:

info@viva-la-reanimation.de

Alle Zeiten und Namen von Personen und Orten wurden vom Autor geändert. Ähnlichkeiten mit Namen von real existierenden Personen, Zeiten und Orten sind zufällig und nicht beabsichtigt und geben auf keinen Fall reale Personen und Orte wieder.

Dr. med. Christoph Schenk

Zwischen Leben und Tod

- 20 Jahre als Notarzt -

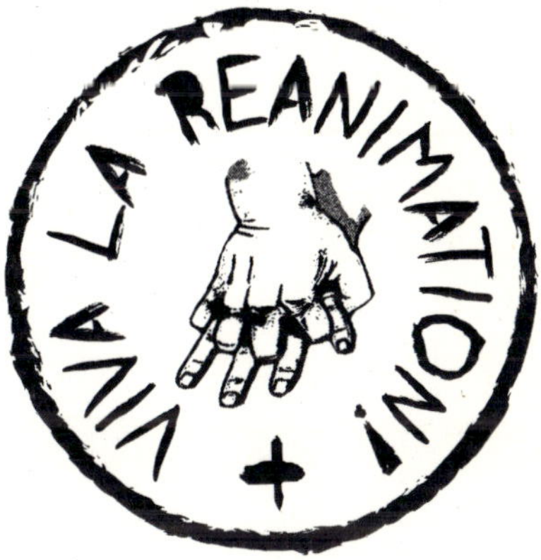

Inhaltsverzeichnis

Danksagung

Ich bedanke mich ganz herzlich bei allen Lesern des ersten Teils von „VIVA LA REANIMATION!". Der mich wahrhaft überwältigende Erfolg dieses Buches hat wesentlich zu meiner Motivation beigetragen, immer wieder das aufzuschreiben, was ich als Notarzt erlebe und was mich bis heute bewegt.

Weiter möchte ich meinen ärztlichen und nichtärztlichen Kollegen der verschiedenen Rettungsdienste danken. Ohne ihre Teamarbeit und ihre Ratschläge wären manche meiner „Fälle" anders ausgegangen.

Auch danke ich den Mitarbeitern meines Verlages, die mir immer mit Rat und Tat zur Seite gestanden haben.

Dem „Team" MANDEL / MÜLLER und der Schleswig-Holstein-Zeitung danke ich ganz ausdrücklich für die freundliche Genehmigung die Gastgeschichte „Die letzte Fahrt" hier veröffentlichen zu dürfen.

Ein herzliches Dankeschön geht auch an meine „Verfolger" bei Facebook. Ihre „Likes" motivieren, und Ihre Kommentare geben mir wertvolle Hilfestellung.

Ebenfalls möchte ich all jenen danken, die meine Lesungen besucht und durch ihre Fragen und Kommentare meine Sichtweise auf bestimmte Dinge im Rettungsdienstalltag erweitert haben.

Dem Team der „Notarztbörse“ gilt mein Dank für das erneute Vermitteln von „Honorarjobs“.

Mein herzlicher Dank geht natürlich auch an Katja Rahe und Renate Wieland für ihr gemeinsames Korrektorat.

Christoph Schenk

Zum Schluss danke ich TT für ihr Lektorat, ihr unendlich großes Herz und den kuscheligen Platz, den ich darin haben darf!

Ich liebe Dich! ♥ C.

Vorwort

Nachdem ja schon das Vorgängerbuch nie geplant war als ich Ende 2016 anfing die Erinnerungen an besondere „Fälle" meiner Notarzttätigkeit für meinen Sohn Yaris aufzuschreiben, ist „Zwischen Leben und Tod" nun für mich noch überraschender.

Aber: der „Stoff" geht ja nicht aus! Täglich erleben wir „Fälle", die man sich nicht ausdenken kann. Ereignisse, die nur das Leben und der Tod schreiben.

In diesem Buch habe ich versucht noch konsequenter medizinische Sachverhalte für jedermann verständlich darzustellen. In einzelnen Geschichten habe ich deshalb *kursive Textpassagen* eingefügt, in denen medizinische Hintergründe erläutert werden.

Ich wünsche gute Unterhaltung!

Christoph Schenk, Frühsommer 2018

Vorwort „VIVA LA REANIMATION!“

Liebe Leser!

Danke, dass Sie sich für dieses Buch interessieren.

Ich bin Unfallchirurg und seit 1996 Notarzt. Mein jüngerer Sohn fragt bis heute oft nach dem Dienst: „Papa, is’ was Spannendes passiert? Erzähl mal!“ – So kam ich auf die Idee, meine Erlebnisse für ihn aufzuschreiben.

Später habe ich diese Erlebnisberichte als Blog unter "www.the110.blog" und bei Facebook unter "eins-eins-null" veröffentlicht. Beinahe täglich erhielt ich dann Anfragen von Followern nach einem Buch. Bitte sehr, hier ist es.

Namen, Zeiten und Orte sind sämtlich geändert, etwaige Ähnlichkeiten also rein zufällig.

Steigen Sie zu mir in das Notarztauto und erleben Sie unseren täglichen Wahnsinn.

Willkommen im Blaulichtmilieu!

Christoph Schenk, Frühjahr 2017

Engel

Sommer 1986. Unter lautem Flapp-Flapp-Flapp der Rotorblätter erhebt sich der gelbe Hubschrauber. Nach 30 Metern senkrechtem Aufstieg neigt sich die Bo 105 nach vorn und hält Kurs genau gen Westen.

„Hausgeburt“, die knappe Mitteilung auf dem Fax, das uns in den Einsatz schickt.

Ich habe gerade das Physikum am Ende des zweiten Studienjahres bestanden. Das Ende meines Medizinstudiums ist also noch lange nicht in Sicht. Auf dem langen Weg bis zum dritten Staatsexamen sind jetzt mehrere Praktika im Krankenhaus vorgesehen. So verbringe ich heute meine dritte Woche in der Narkoseabteilung eines großen Stadtkrankenhauses in Süddeutschland. Nachdem ich zwei Wochen ahnungs- und hilflos im OP neben dem Narkosegerät stand, ist nun eine Woche Intensiv- und Notfallmedizin dran. Inklusive Rettungshubschrauber-Praktikum.

Nach nur sieben Minuten schweben wir über dem kleinen Dorf. Am gegenüberliegenden Dorfrand stehen wild winkende Menschen. Manfred, unser Pilot, landet in atemberaubendem Tempo auf einer sattgrünen Weide neben der Menschengruppe. Bei noch laufenden Rotoren steigen Notarzt Harry, Sani Olli und ich aus dem Hubschrauber aus. Nach wenigen Metern müssen wir über den Weidezaun klettern. Ein aufgeregter Mann nimmt uns in Empfang und läuft uns dann voran zum angrenzenden Fachwerkhaus.

„Unser Hausarzt Doktor Meier ist schon da. Meine Frau bekommt Zwillinge. Es ging plötzlich los. Eigentlich sollte die Geburt erst in gut drei Monaten sein!“

Ich kann mit dem schweren Notfall-Koffer Harry und Olli kaum folgen. Es geht ins Schlafzimmer der Familie. Der Hausarzt hält ein winziges, nacktes Bündel Mensch auf dem Arm und presst mit seinen bloßen Lippen Luft durch Nase und Mund in den kleinen Körper. Als er uns sieht, unterbricht er.

„Frau Schmidt ist in der 25. Schwangerschaftswoche mit Zwillingen. Vorhin hatte sie den Blasensprung und unmittelbar danach setzten sofort heftige Wehen ein. Es ging alles rasend schnell. Dieses Kind hier ist das Erstgeborene. Das zweite Kind hat sie vor kurzem geboren. Es liegt bei ihr. Die Kinder haben gute Herztöne!“

Der erfahrene Notarzt gibt erste Anweisungen.

„Olli! Manfred soll mit dem Hubschrauber sofort einen Kinder-Intensivmediziner aus der Kinderklinik holen.“

Der Sani lässt gleich alles stehen und liegen und rennt zum Heli zurück, um Manfred mit diesen Infos wieder in die Luft zu schicken.

Nun geht alles rasend schnell. Harry reißt den ersten Koffer auf, drückt mir den Kinderbeatmungsbeutel in die Hand, nimmt das Baby aus den Armen des Hausarztes und legt es sanft vor mir auf einen Sessel.

„Drück mit nur zwei Fingern 20-30 mal pro Minute Luft in das Kind. Und achte drauf, dass die Maske gut um Mund und Nase sitzt!“

Dann reicht er mir noch ein Päckchen mit Goldfolie.

„Wickel aber zuerst das Baby in die Wärmefolie ein!“

Mir zittern die Hände. Ich bin völlig überfordert. Hätte gerne zehn Arme, kann aber nicht mal mit zwei Armen irgendwas koordiniert erledigen. So kriege ich kaum die Packung mit der Folie auf. Letztlich öffne ich das Paket mit den Zähnen, entfalte das goldene Tuch und kremple es irgendwie um den kleinen nackten Menschen. Dann schnell die Beatmungsmaske auf sein blitzeblaues Gesicht und drücken, drücken, drücken.

Harry hat sich in der Zwischenzeit der Mutter und dem zweiten Winzling zugewendet. Das Kind hängt noch an der Nabelschnur. Zusammen mit dem Hausarzt wird das Baby in Sekunden abgenabelt. Und jetzt? Keine Goldfolie mehr da. Harry schickt den Vater der Zwillinge los, um Alufolie aus der Küche zu holen. Dann reißt er ein gutes Stück davon ab und wickelt darin das Kind ein, so dass nur noch der Kopf herausragt. Der Hausarzt kümmert sich im Weiteren um die Mutter.

Olli ist zurück. Hat die kleine Absaugpumpe in der Hand und reicht Harry den dazugehörigen Katheter. Vorsichtig schiebt er den dünnen Schlauch in Mund und Nase des zweiten Babys und saugt Schleim und Fruchtwasser aus den zarten Atemwegen.

Nichts. Keine Reaktion des Winzlings. Kein Husten. Kein Schreien. Harry legt das Baby auf das Bett, kniet sich vor es hin und beginnt sofort mit der Mund-zu-Nase-Beatmung. Unser Equipment ist nur für ein Kind ausgelegt.

Olli nimmt unser EKG und klebt dem Säugling, den ich beatme, die vier Elektroden auf die violette Brust. Piep. Piep. Piep. Im Affentempo rast das kleine Herz. EKG ab, hin zum zweiten Kind. Gleiches Vorgehen. Gleiches Ergebnis. Das Herz schlägt. Harry pustet mit seinem Mund, ich drücke auf den Beutel.

Der Vater läuft wie ein Tiger im Käfig hin und her und her und hin. Ich spüre seine Sorgen, seine Ängste. Ich konzentriere mich auf „mein“ Baby. Maske dicht? Stimmt die Beatmungsfrequenz? Reagiert der kleine Mensch?

So geht es ewig. Harry lässt sich vom Hausarzt beim Beatmen ablösen und kommt zu mir.

„Gut so, wie du es machst! Kannste noch oder soll ich dich ablösen?“

Ich kann noch. Bin wie getrieben. Muss noch können. Bin völlig fokussiert auf den Beatmungsbeutel, die Maske auf dem kleinen Gesicht, die zwei drückenden Finger meiner rechten Hand.

Wir sind jetzt sicher schon fast 30 Minuten hier. Da höre ich endlich den Hubschrauber im Landeanflug. Minuten später kommt der angeforderte Kinderarzt in den Raum. Ein einziger Gedanke schießt mir durch den Kopf: Jetzt wird ja dann alles gut!

Harry gibt dem Pädiater eine kurze Übergabe, beatmet dann sofort weiter. Der Kinderarzt greift in seine Kitteltasche, holt ein Stethoskop raus und geht zunächst zum Neugeborenen im Ehebett. Er öffnet die Alufolie, horcht gründlich auf den kleinen Brustkorb, während Harry weiter mit dem Mund Luft in das Kind presst. Dann bedeutet er Harry aufzuhören, schüttelt den Kopf und schließt die Alufolie über dem Kopf des Kindes.

Dann kommt er zu mir. Mir springt mein Herz aus dem Hals. Ich drücke und drücke und drücke auf den Beutel. Dieser kleine Mensch wird doch aber noch zu retten sein! Der Kinderarzt öffnet die Goldfolie, hört auf die Lungen des Babys, legt dann seine Hand auf meine Schulter, schaut mich an, schüttelt abermals den Kopf und bedeckt den Kopf des Kindes mit einem Zipfel der Goldfolie.

Es ist still.

Scheiße. Medizin kann doch nicht alles.

PS: Ende der Achtzigerjahre lag das Überleben von frühgeborenen Zwillingen in der 25. Schwangerschaftswoche unter optimalen, d.h. Krankenhaus-Bedingungen (!), bei unter 50%. Das Problem in diesem Fall war die fehlende Lungenreife.

Normalerweise dauert eine Schwangerschaft vierzig Wochen.

Bibi und Tina beim Rodeo

Frühsommer 2013 in Süddeutschland.

Silas fährt wie Sau. Nach acht Minuten mit Blaulicht auf der Kreisstraße durch die wellige Landschaft erreichen wir den Reiterhof. Mir ist kotzübel von der Raserei.

Gegen den Brechreiz ankämpfend schnappe ich mir das EKG-Gerät und die Medikamententasche aus dem Kofferraum des rot-weißen Passats und laufe in Richtung der mir zuwinkenden weiblichen Teenies. Silas schnappt sich den Rest und kommt dann hinterher.

Es könnte hier traumhaft sein: Strahlende Sonne, blauer Himmel, sattgrüne Flora und beschaulich grasende Pferde auf den Koppeln ringsum. Könnte! Wenn da nicht die aufgeregten Mädchen um mich herum wären, die mit einem Mix aus Klageweib-Gejammer und Justin-Biber-Gekreische diese Idylle stören.

Aus tausend kleinen Mündern prasseln Informationen auf mich ein:

„Bibi weint!“

„Bibi hat sich wehgetan!“

„Bibi kann sich nicht mehr bewegen!“

„Bibi hat sich in die Hose gemacht!“

„Bibi ist von Omi gefallen!“

Ich verstehe nicht. Bibi? Omi?

Ich versuche, mir einen Weg durch die Mädchenschar zu bahnen. Nach 50 Metern stehe ich auf dem Reitplatz und finde schließlich Bibi im Sand liegend. Sie ist vielleicht elf Jahre alt. Ihr Gesicht ist voller Sand, durch den sich ihre Tränen einen kleinen Bachlauf gespült haben. Neben ihr kniet eine junge Frau und hält ihre Hand.

„Hallo, was ist denn passiert?“

„Guten Tag! Ich bin Tina, die Reitlehrerin. Wir hatten unsere Nachmittagsreitstunde. Springtraining mit ganz kleinen Hindernissen. Omi, Bibis Pferd, hat vor einem Hindernis gebockt. Da ist die Kleine dann gestürzt und voll auf den Rücken gefallen. Seither kann sie ihre Beine nicht mehr fühlen und bewegen."

Ich wende mich an das Mädchen.

„Bibi, ich untersuche dich jetzt schnell. Versuch, dich nicht zu bewegen. Danach bekommst du auch gleich was gegen die Schmerzen! Kannst du dich an alles erinnern? Ist dir schlecht? Haste einen Filmriss?"

„Mein Rücken tut so weh! Ich weiß genau, was passiert ist. Mir ist nicht schlecht."

„Wir achten darauf, dass alle Kinder einen Helm tragen!", ergänzt die Reitlehrerin.

„Wo hast du denn noch Schmerzen? Nur am Rücken?"

„Ja, nur da."

Ich drehe mich um und bitte sie, an meinem Rücken zu zeigen, wo es an ihrem Rücken wehtut. Sie klopft mir auf die untere Brustwirbelsäule.

„Du bekommst jetzt erst mal einen Halskragen. Wir möchten deine Halswirbelsäule schützen. Beweg dich nicht!"

Silas und ich nehmen Bibi vorsichtig den Reithelm ab, dann hält der Sani Bibis Kopf und ich montiere den Plastikkragen.

„Silas, kümmer dich um die Verkabelung: EKG, Blutdruck, Sauerstoff im Blut!"

Jetzt sind auch die Jungs vom Rettungswagen da. Ich gebe ihnen rasch Informationen.

Schnell die Untersuchung fortsetzen. Bibis Pupillen sind ok. Der Reithelm hat den Kopf der Teenagerin offenbar vor Schlimmerem bewahrt. Brustkorb, Bauch und Becken scheinen ebenfalls unverletzt zu sein. Jetzt sehe ich, dass Bibi sich tatsächlich in die Hose gepinkelt hat.

„Hast du bemerkt, dass du dir in die Hose gemacht hast?"

„Hab ich? - Iiiii!"

„Ja. Die Hose ist nass."

Ich betaste Bibis Beine. „Spürst du das?"

„Was?"

„Na, dass ich deine Beine anfasse!"

„Nee, habe nichts gemerkt."

Ich kneife Bibi in den Oberschenkel. „Jetzt was gemerkt?"

„Nein. Nur mein Rücken tut so weh!"

Zwischendurch meldet sich Silas mit ersten Messwerten.

„Blutdruck und Puls sind ok."

"Danke. Bestell den Hubschrauber!"

„Beweg mal das rechte Bein!“, fordere ich unsere Patientin auf.

Nichts passiert. Noch einmal ein Kommando an Bibi. „Versuch mit aller Kraft, das rechte Bein zu bewegen!“

„Ich versuche es doch. Es macht aber nicht, was ich will!“

„Dann jetzt das linke Bein!“

Auch hier passiert nichts.

„Mein Rücken tut so weh!“

Scheiße! Lähmung, Taubheit, Rückenschmerzen und Urinabgang nach Sturz. Querschnittslähmung! Ich habe keinen Röntgenblick, aber wahrscheinlich ist die Wirbelsäule gebrochen.

Wir müssen Gas geben, wenn schlimme Langzeitfolgen überhaupt noch vermieden werden können. Die geschädigten Anteile des Rückenmarks und der daraus entspringenden Nerven müssen schnellstmöglich operiert werden.

„Tropf, Ketanest und Dormicum! Dann auf die Schaufeltrage und im Auto auf die Vakuummatte!“

Die drei Sanis sind flott dabei und bereiten alles vor.

„Ich lege dir jetzt einen Tropf. Das tut ein bisschen weh. Aber dann kriegste gleich ein starkes Schmerzmittel!“

Zum Glück hat Bibi prächtige Adern auf ihrem Handrücken, so dass der Tropf schnell liegt. Anschließend spritze ich ihr erst ein Medikament, das sie in einen leichten Dämmerschlaf versetzt. Danach das Schmerzmittel. Ihre Gesichtszüge werden prompt entspannter.

Gemeinsam legen wir Bibi vorsichtig auf die Schaufeltrage. Anschließend tragen wir sie behutsam in den Rettungswagen. Dann geht's auf die Vakuummatratze. So ist die Wirbelsäule für den Transport stabil versorgt.

Langsam fahren wir mit dem Rettungswagen zum örtlichen Sportplatz, wo der Hubschrauber landen soll.

Zehn Minuten später fliegt Bibi im Eurocopter in die 50 Kilometer entfernte Unfallchirurgie.

PS: Ich habe zwei Monate später in der unfallchirurgischen Klinik angerufen, um mich nach dem weiteren Schicksal der jungen Patientin zu erkundigen. Bibis Beine blieben trotz schneller Operation gelähmt. Sie hatte schwere Brüche mehrerer Wirbelkörper am Übergang von der Brust- zur Lendenwirbelsäule, so dass die Rückenmarksnerven zerquetscht wurden. In einer neurologischen Reha-Klinik hat Bibi gelernt, mit einem Rollstuhl eine eingeschränkte Mobilität zurückzuerlangen.

PPS: Bibi hatte während ihrer Reitstunde zwar einen Helm, aber keinen Rückenprotektor getragen.

Oster-Überraschungs-Ei

Hilde ist in den letzten Jahren sehr vergesslich geworden. Zuletzt fand sie ihren Heimweg nicht, als sie vom Supermarkt kam. Den sonntäglichen Gottesdienst beim Bischof hat sie aber noch nie verpasst.

Wir sitzen gemütlich beim Frühstück in der Rettungswache. Heute mal richtig üppig: neben dem Üblichen, Brötchen, Wurst, Käse und Marmelade, gibt es heute Nürnberger Würstchen, Bacon, Obstsalat und Rühreier. Schließlich ist heute Ostersonntag!

Da piept es.

„Bewusstlose Person, St. Trinitatis-Kirche."

Mit vollen Mündern steigen Ben und ich in den roten Q5. Ein schneller Blick in den Schminkspiegel. Noch Eigelb oder Nutella am Mund? Nichts, alles sauber. Blaulicht an und los. Wir müssen zwei Kilometer durch die Stadt fahren. Nach nur fünf Minuten erreichen wir die riesige Kirche.

Am Hauptportal erwartet uns ein in schwarz gekleideter Mann.

„Kommen Sie bitte, Frau Schmitz geht es nicht gut! Sie ist nach dem „Durch ihn und mit ihm" vom Kniebänkchen aufgestanden und, zack, umgefallen."

Als wir das Gotteshaus betreten, spricht die versammelte Gemeinde gerade das Vaterunser. In dicken Schwaden hängt Weihrauchnebel in der Luft. Neben der zweiten Bankreihe liegt Hilde. Zwei jüngere Frauen knien neben ihr und halten die kalten Hände der Seniorin.

Der liebe Gott hätte vermutlich nichts dagegen, wenn wir den Gottesdienst HIER stören würden. Ich bedeute den Sanis aber dennoch, Hilde lieber schnell in das nur wenige Meter entfernte Seitenschiff zu ziehen.

Hilde schaut mich aus großen Augen verwundert an.

„Guten Tag, wissen Sie, was passiert ist? Tut Ihnen was weh?"

„Wer sind Sie? Wo bin ich?"

„Wir sind vom Rettungsdienst. Sie sind während des Gottesdienstes ohnmächtig geworden. Tut Ihnen was weh?", frage ich nochmal.

Hilde versucht sich zu bewegen. Mühsam testet die alte Dame sämtliche Gelenke und Knochen auf Beweglichkeit und Schmerz.

„Nein. Nichts. Was ist bloß mit mir los? Mir ist so schwindelig!"

„Meine Mutti ist plötzlich umgefallen. Einfach so. Sie hat sich für kurze Zeit gar nicht geregt!", berichtet eine der beiden Frauen.

„Wir untersuchen Sie jetzt erstmal, messen Ihren Blutdruck und schreiben ein EKG. Haben Sie Zucker?“

Hilde scheint zu überlegen. Sie grübelt und grübelt und grübelt. Dann endlich: „Nein. Nur hohen Blutdruck. Aber dafür nehme ich ja immer meine Tablette!“

„Mutti muss einmal am Tag einen Betablocker einnehmen“, ergänzt die zweite Frau.

„Haben Sie noch andere Tabletten außer der für den Blutdruck?“

Hilde denkt wieder nach. „Ich muss noch drei Pillen einer anderen Sorte nehmen. Morgens, mittags und abends je eine. Für was die aber sind, weiß ich gerade nicht.“

„Mutti, das ist doch dein Schmerzmedikament.“

Und dann zu mir gewandt: „Wissen Sie, meine Mutter hat Osteoporose und starke Rückenschmerzen. Die Tabletten haben unserer Mutter aber in den letzten Tagen auch nicht mehr geholfen!“

Ich werfe einen schnellen Blick in Hildes Augen. Die Pupillen reagieren prompt auf das Licht meiner Taschenlampe.

Die Jungs haben die Seniorin an unseren Monitor angeschlossen und den Blutdruck gemessen.

„Der Druck ist 90 zu 50!", sagt mir Ben noch mit dem Stethoskop in den Ohren. Ein bisschen niedrig, aber noch ok. Dann ein Blick auf das EKG. Das Herz schlägt ganz regelmäßig. Die EKG-Kurve ist wie im Lehrbuch. Aber viel zu langsam! Nur 45 Schläge pro Minute. Normal sind mehr als 60.

„Sinus-Bradykardie! Tropf vorbereiten und Atropin aufziehen. Außerdem die Schrittmacher-Elektroden bereithalten!"

Bei einer Sinus-Bradykardie zeigen sich im EKG reguläre Zacken und Kurven. Allerdings liegt der Herztakt unterhalb des Normalwertes von ca. 60 Aktionen pro Minute. Das führt dazu, dass auch das Gehirn zu wenig durchblutet wird. Schwindel oder Ohnmacht können die Folge sein. Verschiedene Ursachen können zugrunde liegen: Herzerkrankungen, Schilddrüsenunterfunktion, erhöhter Hirndruck, Medikamente und viele andere. Therapeutisch werden Mittel verabreicht, die die Herzfrequenz steigern, ähnlich wie Adrenalin. Falls das nichts nutzt, wird das Herz von außen mit einem elektrischen Schrittmacher angetrieben.

Hilde dämmert weg. Ihr fallen die Augen zu. Ich versuche sie zu wecken.

„Frau Schmitz, machen Sie mal die Augen auf!", fordere ich die alte Dame auf. Mühsam hebt sie ihre Lider, um sie direkt anschließend wieder kraftlos sinken zu lassen.

„Der Tropf liegt. Läuft 1A!“, sagt Jan, einer der Sanis vom Rettungswagen, stolz.

Hildes Herz schlägt jetzt nur noch 40 Mal pro Minute.

„Der Blutzucker ist in Ordnung. 150.“

„Danke!“, entgegne ich Mike.

Unser Monitor gibt erneut Alarm. Jetzt fällt auch der Sauerstoffgehalt in Hildes Blut.

„Sauerstoffmaske. 10 Liter pro Minute!“

Mike, der andere Sani vom Rettungswagen, nickt.

„0,5 Milligramm Atropin. Bitte sehr!“

Ben reicht mir das Medikament, das Hildes Herz wieder in Wallung bringen soll. Gespannte Blicke auf das EKG. 40 Herzschläge pro Minute. Dann: 38 Schläge. 35.... Atropin hilft nicht. Nächster Versuch:

„0,5 Milligramm Alupent!“

Unser Monitor ist nun in ein Dauerpiepen übergegangen. Sauerstoffgehalt zu niedrig. Blutdruck zu schwach. Puls zu langsam. Piep. Piep. Piep. Die Kirchgänger sind von all dem offenbar unbeeindruckt.

„Der Herr gibt es. Der Herr nimmt es.“

Als Ben das Alupent aufgezogen hat, spritze ich es in Hildes Ader. Wieder gespannte Blicke auf das EKG. Unverändert. 35. 35. 35.

Dann, nach ungefähr 60 Sekunden, 45 Schläge pro Minute. Nochmal 30 Sekunden später: 52 Herzschläge.

„Nochmal den Blutdruck messen!", bitte ich Jan.

Er drückt auf den Knopf am Monitor. Schon bläst sich die Manschette an Hildes Arm auf. Kurze Zeit später ein beruhigendes Ergebnis: Blutdruck 100 zu 80. Der Puls ist unverändert bei 50 bis 52 und Hilde hat die Augen wieder auf.

Wir legen unsere Patientin auf die Trage und bringen sie zum Rettungswagen. Als wir die Kirche verlassen, läuten die Glocken zum Auszug der Gemeinde. Eine letzte Information an Hildes Töchter: „Wir bringen Ihre Mutter ins Stadtkrankenhaus!"

PS: Stunden später meldet sich eine Tochter von Hilde in der Klinik. Sie erzählt, dass sie in Hildes Wohnung war, um ein paar Sachen für den Krankenhausaufenthalt ihrer Mutter zu packen. Als sie Hildes Medikamente zusammensuchte, fiel ihr auf, dass ihre Mutter wohl seit einigen Tagen die beiden Medikamente verwechselt hatte. Sie nahm zuletzt täglich nur eine Schmerztablette, aber dafür dreimal täglich den Betablocker. Das machte ihr Herz langsam und den Blutdruck niedrig. Als sie sich dann heute in der Kirche von dem

Gebetskniebänkchen erheben wollte, führte das letztendlich zum Kreislaufkollaps.

Couch-Potato

Stuttgart im Herbst 1999. Um 16 Uhr piept es.

„Männlich, 40, unklare Situation, Verständigungsprobleme, Unfall?"

Jasmin guckt mich kopfschüttelnd an, schnappt sich dann ihre signalgelbe Jacke und wir laufen zum Notarztwagen. Blaulicht an. Los durch den beginnenden Berufsverkehr der Großstadt.

„1-82-1 von Leitstelle", knarzt es aus dem Lautsprecher des Funkgerätes.

Ich nehme den Hörer an mein Ohr und antworte der Rettungsleitstelle.

„Hier 1-82-1!"

„Die Situation vor Ort ist unklar. Der aufgeregte Anrufer hatte einen osteuropäischen Akzent. War kaum zu verstehen. Der Patient heißt wohl Vitali Smirnikoff. Schaut mal, was da los ist. Die Polizei kommt auch!"

Nach acht Minuten erreichen wir gemeinsam mit dem Rettungswagen die triste Hochhaussiedlung. Ein riesiges Klingeltableau. Viele Schilder fehlen, andere sind unlesbar oder mehrfach überklebt. Auf einem ausgeblichenen Etikett erkenne ich noch die Buchstaben „Vitali Smir" und klingele.

Bevor der Türsummer geht, springt unvermutet die Haustür auf. Ein Mann, vielleicht 25 Jahre alt, kommt wie gehetzt herausgelaufen. Er erschrickt, als er uns sieht, bleibt kurz stehen und sortiert sich. Rennt dann weiter und ist verschwunden.

Wir betreten irritiert das Haus und laufen in den zweiten Stock. Eine Wohnungstür steht offen.

„Sind wir hier richtig? Smirnikoff?", rufe ich in den Wohnungsflur.

Die Antwort aus einem der hinteren Zimmer verstehe ich nicht, betrete dennoch die Wohnung. Auf dem Sofa des völlig verqualmten Wohnzimmers sitzt Vitali unter einem Madonnenbild. Er schwitzt. Vor ihm auf dem Wohnzimmertisch leere Flaschen und volle Aschenbecher. In seiner linken Hand hält er eine Zigarette, mit der rechten winkt er zur Begrüßung.

„Guten Tag, haben Sie uns angerufen?"

Keine Antwort.

„Was passiert? Unfall? Krank?“, versuche ich es erneut.

Vitali antwortet mit russischem Akzent: „Gutt. Gutt. Nix Prablem.“

„Darf ich Sie untersuchen?“, frage ich und zeige auf mein Stethoskop.

„Kein Prablem!“ Vitali nickt.

Jasmin und die beiden Jungs vom Rettungswagen knöpfen Vitalis Hemd auf und kleben die EKG-Elektroden auf seine Brust, wickeln dann die Druckmanschette um den Oberarm und stecken einen Fingersensor zur Bestimmung des Sauerstoffgehaltes im Blut auf den Zeigefinger. Vitali sitzt, unbeeindruckt weiter rauchend, bequem an das Rückenpolster gelehnt, auf dem Sofa. Die gemessenen Werte sind in Ordnung: Blutdruck 130 zu 80, Puls 90, Sättigung 96%.

Nun höre ich ihm die Lunge ab. Geht ja auch von vorne, wenn der Patient auf dem Sofa sitzt.

„Tief einatmen und Zigarette weg!“

Vitali hat eine unglaubliche Fahne. Ein unheiliger Mix aus Alkohol, schlechten Zähnen und kaltem Rauch. Ein schlimmer Nachteil, wenn man vorne abhört...

„Kein Prablem!“

Seine Lunge hört sich gut an. Ich weiß nicht, was wir hier sollen. Alle Werte ok, EKG und Lunge in Ordnung. Alles wirklich „kein Prablem!“ Vielleicht sind wir gar nicht in der richtigen Wohnung? Ich schaue die Sanis schulterzuckend an.

Da beugt sich Vitali im selben Augenblick zum Wohnzimmertisch vor, offenbar, um sich eine neue Zigarette aus der auf dem Tisch liegenden Packung zu nehmen.

Erst jetzt sehe ich einen riesigen dunkelroten Fleck am Rückenpolster des beigen Sofas. Schock!

„Was ist passiert? Da ist Blut am Sofa!“

„Kein Prablem!“

Schon lehnt sich Vitali wieder zurück an das Rückenpolster und verdeckt den Fleck.

„Bitte beugen Sie sich nach vorne.“

Vitali rührt sich nicht.

Jasmin tritt an ihn heran, ergreift beherzt seine Hände und zieht seinen Oberkörper nach vorn. Ich zerre das blutgetränkte Hemd aus der Jeans. Rechts neben der Brustwirbelsäule über den Rippen finde ich eine drei Zentimeter lange gelappte Schnittwunde, aus der sich stetig ein kleines Blutrinnsal entleert.

„Wie sind die Kreislaufwerte?“, frage ich Jasmin, die einen besseren Blick auf den Monitor hat.

„Alles in Ordnung! Unverändert!“

„Kein Prablem! Alles gutt!“, ergänzt Vitali grinsend.

„Macht einen luftdichten Verband drauf!“

Vitali will plötzlich aufstehen. Er ist so betrunken, dass er mehrere schaukelnde Anläufe nimmt, um vom Sofa hoch und auf die Beine zu kommen.

Als ich ihn auffordere, ruhig sitzen zu bleiben, hören wir ein "ZISCH".

Unser Patient kneift kurz die Augen zusammen. Sein Gesicht ist für eine Sekunde schmerzverzerrt. Dann grinst er wieder.

Ich hole schnell das Stethoskop aus meiner Jackentasche und halte es nochmal auf Vitalis rechten Brustkorb. Nichts zu hören. Kein Atemgeräusch. Im Seitenvergleich ist noch deutlicher: links normales Atemgeräusch, rechts nichts. Offenbar ist Vitalis rechte Lunge gerade zusammengefallen.

„Pneu! Sauerstoff und Thoraxdrainage!“

Unter Pneumothorax (oder kurz im Fachjargon „Pneu“) versteht man, dass Luft in den Zwischenraum zwischen Lunge und Brustkorb (Pleuraspalt) gelangt. Dieser Spalt ist normalerweise luftleer. Ein Flüssigkeitsfilm sorgt dafür, dass die Lunge von innen am Brustkorb „klebt" und damit entfaltet ist (der gleiche Effekt, den ein Wassertropfen zwischen zwei Glasplatten erzielt). Gelangt nun aber Luft in den Pleuraspalt, weil das Gewebe verletzt wurde, reißt der haftende Flüssigkeitsfilm ab und die elastischen Strukturen der Lunge lassen diese zusammenschnurren, „kollabieren". Der Lungenflügel steht nicht mehr zur Atmung zur Verfügung. Absolute Lebensgefahr! Die Therapie besteht in der Einlage eines Saugschlauches in den Brustkorb, mit dem die "falsche" Luft abgesaugt wird.

„Ich muss Ihnen einen Schlauch in den Brustkorb legen!"

„Der Sauerstoffgehalt im Blut fällt. Jetzt nur noch 89%!", mahnt einer der Sanis.

Vitali kämpft beim Atmen. Er kriegt einfach nicht so viel Luft in seinen Körper, wie er will und benötigt.

„Prablem! Prablem!", presst er aus blauen Lippen heraus.

Jasmin hat die Drainage vorbereitet.

„Machen! Machen! Prablem!"

Am seitlichen Brustkorb setze ich einen ca. fünf Zentimeter langen Hautschnitt, nachdem ich desinfiziert und ein Betäubungsmittel gespritzt habe. Dann drängt mein Zeigefinger die Weichteile zwischen den zwei Rippen auseinander, und ich führe mit der anderen Hand in das so entstandene Loch den etwa kleinfingerdicken Plastikschlauch in die rechte

Brusthöhle. Noch schnell fixieren und ein steriler Verband. Jasmin schließt rasch die Saugeinheit an den Schlauch an.

Dreißig Minuten später liegt Vitali auf der unfallchirurgischen Intensivstation. Mit einem großen "Prablem".

PS: Offenbar hat Vitalis Sofa-Turnerei dazu geführt, dass sich die Ränder der Stichwunde so verschoben haben, dass Luft in den Brustkorb eindringen konnte, was zuvor noch nicht der Fall war. Immerhin war meine erste Untersuchung der Lunge unauffällig.

Timo und Tarantula

1997. Ich bin noch „Notarzt-Praktikant", habe den Notarzt-Kurs erst vor kurzem absolviert. An meiner Seite ist Michael, Narkosearzt und Notfallmediziner seit hundert Jahren. Er ist heute mein Anleiter, lässt mich machen und greift nur dann ein, wenn ich gar nicht klarkomme.

„Krampfanfall, 10 Jahre, männlich" steht auf unseren Alarmmeldern, als es am Vormittag piept.

Einmal quer durch die süddeutsche Großstadt bis zum schicken Einfamilienhaus in nobler Hanglage.

„Schnell, schnell, kommen Sie. Mein Sohn stirbt!“, empfängt uns Timos Mutter. Ruckzuck schnappen wir unsere Ausrüstung und folgen der Frau im Laufschritt.

„Was ist passiert?“, frage ich beim Betreten des Hauses.

„Timo ist schon seit einigen Tagen krank. Hat sich irgendeinen Magen-Darm-Virus in der Schule eingefangen. Ständig muss er brechen. Vor 20 Minuten hat er einen Zwieback gegessen, wollte dann aufstehen und ist einfach umgefallen. Seither krampft er.“

Als wir in die Küche kommen, sehe ich den Jungen zuckend auf dem Boden liegen. Ein Krampfanfall, wie ich ihn erschreckender noch nie gesehen habe: Sein Kopf ist starr nach links gedreht, seine Halswirbelsäule komplett überstreckt, der wirre Blick fixiert nach oben gerichtet, der Rücken zum Hohlkreuz geformt, seine Arme und Handgelenke maximal gebeugt und die Hände zu Fäusten geballt. Sein Gesicht ist im Krampf zu einer bösen Grimasse mit herausgestreckter Zunge entstellt.

„Ist Ihr Sohn Epileptiker? Hat er so was schon mal gehabt?“, frage ich die Mutter.

„Nein. Er war bisher immer gesund. Helfen Sie ihm doch!“

„Hat Ihr Sohn Fieber?“

Vielleicht ein einfacher Fieberkrampf? Dafür ist Timo eigentlich schon zu alt. Aber wer weiß?

„Nein. Ich habe heute Morgen die Temperatur gemessen. 36,6°C! Unternehmen Sie endlich was!“

Dann muss es wohl ein „normaler“ erster Krampfanfall sein. Dachte ich…

„Tropf legen, dann Valium gegen den epileptischen Anfall!“

Die Jungs vom RTW machen ihre Koffer auf und reichen mir das Material. Der erste und der zweite Versuch, einen Tropf zu legen, gehen voll in die Hose. Timos Arme schütteln so heftig, dass auch das Festhalten durch die Sanis nicht viel hilft und ich die Adern zersteche. Beim dritten Mal klappt es dann endlich. Der Tropf liegt. Mir steht der Schweiß auf der Stirn. Der Junge zuckt unentwegt.

"Um Gottes Willen, warum helfen Sie ihm denn nicht?"

„Jetzt das Valium!“

"Stopp!

Jetzt schreitet Michael ein.

„Warte mal. Der Junge hat Magen-Darm. Frag doch mal, ob er dagegen ein Medikament bekommt!“

„Hier, diese Tabletten hat er gegen das Erbrechen vom Kinderarzt“, kommt Timos Mutter meiner Frage zuvor und zeigt mir eine Packung MCP-Tabletten. Metoclopramid kenne ich in Tropfenform aus der Klinik. Die geben wir regelmäßig Patienten, denen nach einer Narkose schlecht ist.

„Und? Geht dir ein Licht auf?", fragt Michael.

Ich schaue ihn fragend an. Bei mir bleibt es dunkel. Nein, kein Geistesblitz.

„Mensch, Mensch, ihr Chirurgen könnt auch nur operieren. Stichwort Parkinsonismus! Na, fällt der Groschen? Das ist eine typische Nebenwirkung von MCP. Besonders bei Kindern!", sagt er grinsend und gibt mir eine Ampulle. Valium ist es nicht!

Der Parkinsonismus gehört wie verschiedene andere Erkrankungen in die Gruppe der „extrapyramidal-motorischen Störungen", also Störungen der Bewegung, die ihren Ursprung weder im Großhirn noch im Rückenmark haben. Diesen Erkrankungen liegt die fehlende Wirkung des Botenstoffes Dopamin zugrunde, der im Gehirn Signale übermittelt und für geordnete Bewegungsabläufe sorgt. Fehlt Dopamin ganz oder teilweise (Morbus Parkinson) oder wird es an seiner wichtigen Wirkung gehindert (wie in diesem Fall durch das Medikament), kommt es zu den geschilderten unkontrollierbaren Bewegungen des ganzen Körpers. Im Notfall wird ein Medikament eingesetzt, das dämpfend auf Muskelbewegungen wirkt.

Der Sani reicht mir eine Spritze mit Akineton. Nachdem ich das Medikament langsam gespritzt habe, hört Timo innerhalb von zwei Minuten auf zu zittern und zu zucken. Entspannt liegt er da und lächelt mich an.

PS: Und was hat das alles mit der Spinne "Tarantula" zu tun? Bei der Vorbereitung dieser Story habe ich "Dyskinetisches Syndrom" (häufiges Synonym für "Parkinsonismus") gegoogelt. Die meisten Treffer lieferten, ACHTUNG, kein Scherz: Seiten über Vogelspinnen! Offenbar zeigen diese Tiere bei Befall mit bestimmten Milben u.a. genau die gleichen Symptome: unkontrolliertes Zittern und Krämpfe.

Über den Wolken

Süddeutschland 2001. Ein Rettungswagen hat gerade eine Schülerin in die chirurgische Ambulanz gebracht. Das Mädchen ist während des Sportunterrichtes umgeknickt und hat nun schlimme Schmerzen am Sprunggelenk. Ich stelle mich kurz vor und will gerade mit der Untersuchung beginnen, da piept es in meiner Kitteltasche:

„Schlaganfall, weiblich, 28, Flughafen."

„Entschuldigung, ich muss weg. Mein Kollege kümmert sich gleich um dich!"

Ich rausche ab, tausche noch rasch meinen Kittel gegen die signalrote Jacke. Die weiße Hose und meine Clogs behalte ich an. Sicherheitsstiefel und Einsatzhose werden erst in zehn Jahren ein Thema sein...

Unten am Klinikeingang wartet „Salat-Andi" im Notarztauto. Er hat den Spitznamen von seinen Kollegen erhalten, weil er sich seit einer Kur mit eingehender Ernährungsberatung nur noch von Rohkost ernährt.

„Hallo Salat-Andi, weißt du schon was Genaueres?"

Wir müssen beide lachen. Dann antwortet er:

„Wir sollen auf das Flug-Vorfeld. In einer Linienmaschine von Dubai nach Hamburg hat wohl eine junge Frau einen Schlaganfall erlitten. Das Flugzeug macht deshalb hier einen Not-Stop vor dem Weiterflug!"

Blaulicht an und los. Die Kohlfelder der Fildern fliegen an uns vorbei. Nach 12 Minuten stehen wir vor dem Gittertor. Ein Pförtner kommt angelaufen, öffnet uns und gibt Salat-Andi Anweisungen, wo wir uns melden sollen. Das schwarz-gelb-karierte „Follow-me"-Auto erwartet uns bereits zusammen mit dem Rettungswagen der Flughafen-Feuerwehr. Gemeinsam geht es bis zur Landebahn des Flughafens. Endlich hält das Einweisungsfahrzeug etwas abseits an. Hier ist weit und breit kein Flugzeug zu sehen. Auch nicht am Himmel. Der „Follow-me"-Fahrer kommt stattdessen zu uns.

„Die Boeing 737 wird um 11.38 Uhr erwartet. Alle anderen Starts und Landungen sind bis dahin gecancelled!“

Während wir noch warten, wird hinter uns die mobile Gangway angeliefert und in Stellung gebracht.

Punkt 11.38 Uhr: Touch down. Rauch der bremsenden Räder steigt auf.

Der riesige weiße Vogel rollt kurze Zeit später an uns vorbei und erreicht schließlich seine Parkposition. In Windeseile wird die Treppe im vorderen Bereich der Boeing montiert. Salat-Andi und ich laufen als Erste die Gangway hoch. Als wir oben ankommen, öffnet sich auch schon die Tür des Flugzeugs und eine Stewardess nimmt uns in Empfang.

„Bitte folgen Sie mir!“

Wir zwängen uns unter den neugierigen Blicken der anderen Passagiere mit unserer Ausrüstung durch den Mittelgang. Steffi sitzt in Reihe 10 direkt am Gang. Die Flugbegleiterin gibt uns einen kurzen Überblick.

„Die junge Dame hat uns verständigt, als wir gerade über den Alpen waren. Etwas stimme nicht mit ihr, ihr sei schlecht und schwindelig. Außerdem könne sie nicht mehr richtig sprechen. Aber sehen Sie doch selbst!“

Ach du Kacke! Steffi schaut mich komplett schief an. Eine sehr attraktive junge Frau. Eigentlich! Wenn denn nicht ihre linke

Gesichtshälfte entstellt wäre: Ihre linke Wange ist im Gegensatz zur rechten ohne Spannung. Ihr linkes Auge tränt. Der linke Mundwinkel hängt herab. Die Stewardess wischt Steffi mit einem Taschentuch dort herauslaufende Spucke weg.

„Guten Tag, wir sind vom Rettungsdienst. Können Sie mich verstehen?“

Steffi nickt.

„Haben Sie Kopfschmerzen?“

„Nein, mir isch nur schwindelisch. Un schlescht!“, kämpft sie ihre Antwort mit kloßig näselnder Stimme heraus, die ich anfangs kaum verstehe. Hört sich verwaschen an...

Ein rascher Blick in Steffis blaue Augen zeigt mir normale Pupillen, die sich flott verengen, als ich mit der Lampe hineinleuchte.

Ich bitte Steffi, mir alles nachzumachen, was ich ihr nun vormache. Stirnrunzeln. Kann sie nicht. Augen zukneifen. Kann sie nicht. Wangen aufblasen. Kann sie nicht. Pfeifen. Kann sie nicht.

„Scheiße!“, denke ich, „Schlaganfall mit 28“.

Dann fordere ich Steffi auf, Arme und Beine so zu bewegen, wie ich es vormache. Das kann sie alles prima. Gottseidank! Kein kompletter Schlaganfall...

„Tatsächlich Apoplex?“, fragt mich Salat-Andi. Ich nicke.

Ein Schlaganfall (Apoplex) ist die Folge einer Durchblutungsstörung des Gehirns. Der entstehende Sauerstoffmangel führt in der betroffenen Hirnhälfte zu Nervenzellstörungen und im weiteren Verlauf zum Nervenzelltod. Bewegungen, die normalerweise von den jetzt geschädigten Hirnarealen gesteuert werden, können nicht mehr ausgeführt werden. Je nach Ausdehnung der Hirnschädigung finden sich z.B. „nur“ Lähmungen im Bereich des Gesichtes oder des Armes. In schwersten Fällen kann es zu einer vollständigen einseitigen Lähmung von Kopf bis Fuß kommen.

Die Ausfälle betreffen dabei immer die gegenüberliegende Körperhälfte, da die Nervenfasern auf ihrem Weg vom Hirn zur Peripherie kreuzen und die Seiten wechseln (im o.g. Fall Schaden in der rechte Gehirnhälfte >>> Ausfälle linke Gesichtshälfte).

Ich bitte die Sanis, unsere Patientin zu verkabeln und einige Werte zu messen.

„Zugang, Blutzucker, EKG und Blutdruck!“

Sie beginnen sofort mit ihrer Arbeit, was sich aber in Anbetracht der Enge des Flugzeuges sehr mühsam gestaltet. Multitasking geht nicht. Eins nach dem anderen.

Ich rede weiter mit Steffi.

„Haben Sie andere schwere Vorerkrankungen? Ich meine nicht Schnupfen oder so was!“

„Nein. Isch war immer geschund. Scheid vorgeschtern bin isch erkältet.“

„Nehmen Sie Medikamente?“

Steffi schüttelt den Kopf.

Die Jungs haben die ersten Werte. Blutzucker ok. Blutdruck ok. Puls und EKG ok.

„Wir bringen Sie jetzt rasch in die nächste neurologische Klinik! Bevor wir starten, spritze ich Ihnen noch ein Medikament gegen die Übelkeit!“

Die junge Patientin liegt kurze Zeit später im Rettungswagen. Mit Blaulicht geht es über die Schnellstraße in die Klinik.

Als wir auf der Schlaganfallstation ankommen, werden wir bereits erwartet. Salat-Andi hat offenbar ordentlich Druck gemacht, als er die junge Patientin in der Klinik telefonisch angekündigt hat. Ich gebe dem Neurologen einen knappen Überblick, berichte über den Not-Stopp des Flugzeuges und von den Tests, die ich mit Steffi gemacht habe. Dann frage ich, ob wir direkt zur Computertomografie des Kopfes durchstarten sollen.

Der Alt-Oberarzt schaut Steffi mit 100-jähriger Berufserfahrung an und sagt dann knapp:

„Abwarten! Sind die Ohren in Ordnung?“

Ich bin irritiert und denke mir: „So ein Schwachsinn. Die arme Frau hat einen Schlaganfall, und er redet von ihren Ohren?“ Ich antworte gleichwohl höflich: „Nein, wir haben keinen Ohrenspiegel im Rettungswagen.“

„Seit wann sind Sie erkältet?“, fragt er die Patientin. Steffi antwortet wie schon zuvor.

„Ist Ihre Nase dicht?“

Steffi nickt.

Der neurologische Silberrücken holt ein Otoskop, schiebt dessen Trichter vorsichtig in Steffis linkes Ohr, schaut nur wenige Sekunden hinein und fordert mich dann auf, auch hineinzusehen. Hinter dem Trommelfell schimmert es dunkelrot. Er grinst mich an und sagt dann sehr freundlich, fast väterlich, zu Steffi gewandt:

„Machen Sie sich keine Sorgen! Ihre Gesichtslähmungen sind bald wieder weg!“

Dann dreht er sich zu mir und sagt:

„Es stimmt schon: was häufig ist, ist häufig. Ein Schlaganfall ist deutlich häufiger bei hängendem Lid und schiefem Mundwinkel. Es gibt allerdings auch seltene Ursachen für bestimmte Symptome wie hier den Ausfall des Gesichtsnervs. Druckschaden ist das Stichwort, Herr Kollege!“

Ich stehe da wie ein kleiner Schuljunge...

PS: Was meinte der Oberarzt? Jeder, der mal einen fiesen, festsitzenden Schnupfen hatte, kennt das Gefühl von Druck auf den Ohren oder gar Ohrenschmerzen. Diese werden noch schlimmer, wenn man in die Berge fährt oder taucht.

Die Schmerzen resultieren aus einem fehlenden Druckausgleich zwischen Nasen-Rachen-Raum und Mittelohr, wenn der Verbindungskanal zwischen den beiden genannten Strukturen zugeschwollen ist. Kann dieser Druckausgleich nicht stattfinden, entsteht im Mittelohr ein dauerhafter Unter- oder Überdruck gegenüber dem Umgebungsdruck (z.B. beim Tauchen bzw. beim Fliegen, gerne auch bei Autofahrten mit größeren Höhenunterschieden). Das führt zum Anschwellen der Mittelohr-Schleimhaut verbunden mit Austritt von Blut und Gewebswasser und so zum weiteren Druckanstieg im Mittelohr.

Das Fatale daran: der Nervus facialis (Gesichtsnerv) nimmt seinen Weg durch das Mittelohr zu den Gesichtsmuskeln. Der winzig-dünne, sehr empfindliche Nerv kann einen Druckschaden bekommen, so dass er die elektrischen Impulse nicht mehr übertragen kann. So kann es zum Ausfall der Gesichtsmuskulatur kommen. Therapeutisch steht die

Druckentlastung durch abschwellende Medikamente im Vordergrund.

Liebe und so'n Scheiß

Heute wird es passieren. Heute wird er mit ihr schlafen. Karsten denkt seit Tagen an nichts anderes. In seiner Fantasie reitet Franziska auf ihm. Ihre nackten Brüste wippen über ihm im Takt ihrer Lust. Solange, bis er sich endlich in sie ergießen darf.

Erlösung.

Der Saarländer Karsten hatte Franziska, eine gebürtige Schweizerin, während einer Kur kennengelernt. Die beiden trafen sich zum ersten Mal bei der Wassergymnastik. Sie hatte diese Therapie für ihren Rücken verordnet bekommen. Er für seine Nerven.

Sie kennt sein Geheimnis.

Während der drei Wochen in der Kurklinik kamen sie sich täglich näher. Erst scheue Blicke, später lange Gespräche, wie er sie noch nie zuvor mit einer Frau geführt hatte. Am Ende der Kur dann erste zärtliche Küsse. Sex hatten sie nicht. Obwohl sie beide gewollt hätten. Allein die Gelegenheit fehlte.

Aber heute sollte alles passen.

Karsten ist an diesem Morgen trotz Kater früh aufgestanden. Um fünf war er schon im Badezimmer. Erst duschen, dann rasieren und Gel in seine kurzen, dunklen Haare. Anschließend anziehen und zum Schluss jenes Parfum an Hals und Lenden, welches Franziska schon in der Kur um den Verstand gebracht hat. Dann setzt er sich in sein Auto und macht sich auf den Weg in das 300 Kilometer entfernte hessische Städtchen, wo Franziska auf ihn wartet. Auf der Fahrt kreisen seine Gedanken: Wie wird sie ihn empfangen? Lediglich in Dessous gekleidet? Wie fühlen sich ihre Möpse an? Mag sie es mit der Zunge? Karsten bekommt eine Erektion. Ihm wird heiß. Er beginnt zu schwitzen.

Franziska nutzt den Morgen, um ihre kleine, schnuckelige Wohnung in Hessen gründlich für das erste gemeinsame Wochenende vorzubereiten. Der Frühstückstisch ist liebevoll gedeckt, Duftkerzen sind aufgestellt, das Bett ist frisch bezogen und Kondome harren unterm Kopfkissen auf ihren Einsatz.

Um elf klingelt Karsten an ihrer Tür. Franziska öffnet ihm und fällt gleich über ihn her. Endlich sind sie ganz für sich allein. Endlich ist jetzt Zeit für ihre noch junge Liebe. Sie küssen sich begierig. Wie lange ist es schon her, dass Karsten die Brustwarzen einer Frau gestreichelt hat? Nun ist es wieder soweit.

Und schon wieder vorbei, denn Franziska unterbricht seine Erkundung ihres Körpers.

„Traummann, du musst dich jetzt erstmal für später stärken!", sagt sie mit verschmitztem Lächeln. Sie liebt es, Männer zunächst zappeln zu lassen, um so ihr eigenes Verlangen unendlich zu steigern. Sie lädt ihren Kurschatten nach dem Frühstück ein, die historische Altstadt ihres Wohnortes zu besichtigen.

„Ich zeige dir jetzt erstmal unser schönes Schloss. Später zeige ich dir dann, was die bösen Mädchen von hier alles können und wollen..."

Karsten grinst. Er würde jetzt alles für sie tun, wenn sie denn nur später vögeln würden. Bei dem Gedanken überläuft ihn erneut ein Schauer.

„Du schwitzt ja!"

„Du machst mich so heiß!"

Franziskas Führung durch die Stadt dauert ganze vier Stunden: Schloss, Rathaus, Geburtshaus eines berühmten Dichters. Zwischendurch ein Mineralwasser und 100 Küsse im Marktcafé.

Dann ist Franziska bereit. Angespannt wie ein Teenie. Sie will Karsten jetzt in sich spüren. So schnell es geht!

Karsten ist ebenso aufgeregt wie sie. Franziska bemerkt, dass seine Hand zittert, als er im Auto auf der Rückfahrt zu ihrer

Wohnung zärtlich ihren Oberschenkel streichelt. Nach 15 Minuten Fahrt halten sie auf dem Parkplatz und eilen die Treppen hinauf. Franziska holt ihren Schlüssel raus und schließt die Tür auf. Die Verliebten betreten eilig die Wohnung. Im Wohnzimmer gibt's kein Halten mehr. Sie reißen sich gegenseitig die Kleider vom Leib. Karsten drängt Franziska in Richtung des blauen Sofas. Den Weg zum frisch bezogenen Bett schaffen sie nicht mehr. Ekstase im Stehen. Offene Münder. Nackte Körper, eng umschlungen. Franziska drückt sich fest an Karsten, ihre Hände pressen sich auf Karstens nassgeschwitzten Rücken.

Ihr neuer Traummann zittert immer starker unter ihren Fingern. Dann zuckt Karsten am ganzen Leib und stürzt ungebremst in ein Glasregal, das krachend in 1000 Teile zerspringt. Er übergibt sich, die Reste seines Frühstückes landen auf dem Teppich. Karstens Körper bebt. Er hat das Bewusstsein verloren.

Um 17.30 Uhr piept es in meiner Hosentasche.

„Bewusstlose Person, männlich, 48"

Dietmar und ich laufen zum Notarztauto. Mit Blaulicht und Martinshorn sind wir nach etwa zehn Minuten in Franziskas Wohnung. Wir stellen uns kurz vor. Ein Mann liegt nackt auf dem Fußboden. Jeder Muskel seines Körpers ist angespannt. Karstens Gesicht ist gespenstisch entstellt. Spucke und Blut laufen ihm aus dem Mund. Ein großer Urinfleck ist unter ihm auf dem Teppich. Das Vollbild eines epileptischen Anfalles.

Bei einem epileptischen Krampfanfall kommt es zu einer spontanen Entladung von elektrischen Impulsen in Nervenzellen des Gehirns, die im Körper dann meistens zu typischen zuckenden, unwillkürlichen Bewegungen führen. Die Ursachen sind vielfältig. Therapeutisch werden im Notarztdienst Beruhigungsmittel eingesetzt, die dämpfend auf die Nervenzellen im Gehirn wirken.

Die beiden Jungs vom Rettungswagen sind schon dabei, die Überwachung von Puls, Blutdruck und Sauerstoffgehalt im Blut zu montieren, während Dietmar den Blutzuckerspiegel misst.

„Was ist passiert?“, frage ich Franziska.

„Karsten und ich sind erst seit kurzer Zeit ein Paar. Wir haben uns in der Kur kennengelernt. Ich hatte Rückenprobleme, und er war dort wegen Alkohol.“

„Sind epileptische Anfälle bei ihm bekannt? Nimmt er Medikamente?“

Franziska schüttelt den Kopf.

„Aber ich hatte gestern beim Telefonieren das Gefühl, dass er wieder trinkt. Seine Stimme war so beschwingt. Und dabei habe ich ihn so beschworen, mit dem Alkohol aufzuhören. Ich unterstütze ihn zu 1000 Prozent. Habe sogar gestern noch alles an Alkohol aus meiner Wohnung weggeschmissen! Mit meiner Liebe zu ihm wird er sein Alkoholproblem überwinden!"

Meine rasche Untersuchung des Patienten zeigt bis auf den anhaltenden Krampfanfall nichts Auffälliges. Insbesondere sind Karstens Pupillen in Ordnung.

Dietmar nennt mir die gemessenen Kreislaufwerte und den Blutzucker. Alles ok.

„Zugang! Dann Dormicum!"

Gemeinsam schaffen es die Sanis, Karstens zuckenden Arm für kurze Zeit so zu fixieren, dass ich ihm einen Tropf legen kann. Sofort anschließend spritze ich ihm fünf Milligramm des Beruhigungsmittels. Nach einer Minute ist der Krampfanfall durchbrochen und Karsten fällt in einen Dämmerschlaf.

„Ihr Freund kommt jetzt in die Stadtklinik für weitere Untersuchungen! Ich vermute, dass er gerade einen Alkohol-Eentzugskrampf erlitten hat."

„Ja, danke für Ihre Hilfe. Er ist meine große Liebe und dann so ein Scheiß..."

Wir transportieren Karsten in das Krankenhaus, in dem auch der Rettungsdienst stationiert ist. Franziska bleibt allein im demolierten Wohnzimmer zurück. Sie räumt die Glasscherben weg und reinigt den Teppich von Urin, Blut und Erbrochenem.

Franziska hatte sich das Ende des Nachmittags ganz anders vorgestellt...

PS: Am nächsten Tag treffe ich Karsten zufällig am Haupteingang der Klinik. Er hat keine Erinnerung an das Geschehene. Ich berichte ihm vom Krampfanfall und frage ihn, ob er denn zuletzt wieder Alkohol getrunken habe. Er erzählt mir, dass er bereits kurz nach der Kur wieder schwer dem Schnaps verfallen sei. Gestern habe er dann aber seit dem Aufstehen gar nichts getrunken. Franziska habe ihm das mit Rücksicht auf seine Alkoholkrankheit streng verboten.

"Nicht mal einen kleinen Sekt zum Frühstück oder ein Bier im Marktcafé hat sie mir gestattet!"

Das hat Karsten alkoholmäßig ganz abrupt von Hundert auf Null gesetzt. Der Alkoholspiegel in seinem Blut sank unter einen kritischen Punkt. Es kam zum Gewitter in seinem Gehirn. Er bekam einen Alkohol-Entzugskrampf.

Am Ende unseres Gesprächs sagt Karsten dann noch diesen Satz: „Mit ein paar Weinbrandbohnen hätte es so ein schöner Nachmittag werden können!“

Augen zu und durch

Abends in der hessischen Großstadt 2003. Der „Tatort" läuft. Der Mordfall ist fast aufgeklärt, als es gegen 21.35 Uhr piept.

„Notfallverlegung, weiblich, 45, Schädelhirntrauma"

Rettungssani Silas und ich schauen uns angenervt an. Warum kann der verdammte Alarm nicht zehn Minuten später kommen, wenn der Gärtner in den Knast kommt?

Ab ins Auto und los.

Silas nimmt sich das Funkgerät und erkundigt sich bei der Rettungsleitstelle, um was es geht.

„Im Elisabeth-Heim liegt eine Frau, die vor einer Stunde eine Treppe hinuntergestürzt ist. Sie hat eine Gehirnerschütterung und kann dort nicht überwacht werden. Die Intensivstation ist voll. Soll jetzt ins Vinzenz-Krankenhaus verlegt werden!"

Die Straßen sind wie leergefegt, so sind wir schon nach fünf Minuten in der Ambulanz des Elisabeth-Heimes.

„Guten Abend, wir sollen eine Verlegung machen!"

„Ach, das ist ja schön, dass ihr so schnell da seid! Bei uns sind alle Überwachungsbetten voll!", begrüßt uns der diensthabende chirurgische Assistenzarzt. Und weiter:

„Frau Meier hat ein Schädelhirntrauma Grad I und ist betrunken. Muss also für 24 Stunden überwacht werden! Sie ist ihre Kellertreppe herabgestürzt. Unten dann mit dem Kopf auf eine Holzkiste geschlagen. Ihr Mann hat es poltern gehört, seine Frau benommen aufgefunden und 112 angerufen. Ein Rettungswagen brachte sie vor einer Stunde zu uns. Sie hat einen Filmriss und war anfangs wohl auch bewusstlos. Sonst ist bis auf ein fettes, blaues Auge alles ok. Das Röntgenbild vom Schädel auch. Besoffene und Kinder haben eben immer Glück!“

Schädelhirntrauma Grad I bedeutet "Gehirnerschütterung". Diese Diagnose kann per Definition gestellt werden, wenn nach einem Unfall eines dieser drei Kriterien vorliegt: 1. kurzzeitige Bewusstlosigkeit, 2. Filmriss,3. Übelkeit und / oder Erbrechen. Die Behandlung erfolgt in der Regel stationär mit zwölf- bis 24-stündiger Überwachung zum Ausschluss einer höhergradigen Hirnverletzung.

Die zwei Jungs vom Rettungswagen, Silas und ich folgen dem Assistenzarzt in eines der Behandlungszimmer. Es riecht dort wie in einer Kneipe. Frau Meier liegt ruhig auf einer Untersuchungsliege. Erst als ich näher an sie herantrete, erkenne ich das massiv geschwollene rechte Auge. Was für ein fettes Veilchen! Ober- und Unterlid scheinen kurz vorm Platzen zu sein. Beinahe tennisballgroß, dunkelviolett eingeblutet, fast schwarz!

„Hallo, guten Abend Frau Meier. Wir sind vom Rettungsdienst und sollen Sie in das Vinzenz-Krankenhaus bringen."

„Na, macht doch!"

„Tut Ihnen was weh? Ist Ihnen schlecht?"

„Nein. Ich will meine Ruhe haben!"

„Bitte versuchen Sie, Ihr rechtes Auge zu öffnen!"

„Geht nich'!"

Der Assistenzarzt reicht mir die Verlegungspapiere, und wir wollen gerade mit dem Umlagern der Frau beginnen, da schießt mir plötzlich, wie ein Blitz, ein Gedanke durch den Kopf.

„Wartet noch mal kurz!", bitte ich die Sanis und schnappe mir ein Paar Gummihandschuhe aus dem Karton in der Wandhalterung.

„Ich möchte einmal kurz Ihren Augapfel ansehen. Kann sein, dass es etwas weh tut, wenn ich Ihre Lider auseinanderhalte!"

„Versuchen Sie's. Der andere Arzt hat es auch nicht geschafft!"

„Ich hab's wirklich versucht. Frau Meier hat Recht. Geht nicht. Keine Chance. Zu sehr geschwollen!"

Einen Versuch gebe ich mir und trete an unsere Patientin heran.

„Tut jetzt gleich vielleicht weh!"

Wider Erwarten gelingt es mir erschreckend einfach, Ober- und Unterlid einen schmalen Spalt breit zu öffnen.

Ach du Scheiße! Furchtbar! Horrorbild!

Das Auge der 45-jährigen Patientin ist komplett zerstört. Es sieht aus wie ein Cranberry-Smoothie, so, als wäre der Augapfel geschreddert worden.

„Wir fahren in die Uniklinik. Nicht ins Vinzenz. Die haben keine Augenabteilung!", sage ich zu Silas gewandt.

Danach bitte ich den Assistenzarzt, mir doch noch das Röntgenbild vom Kopf der Dame zu zeigen. Bei genauem Hinsehen zeigt sich auch hier die Schwere der Verletzung: Nicht nur der Augapfel ist kaputt, sondern auch die knöcherne Augenhöhle.

Frau Meier wird noch in der gleichen Nacht in der Uniklinik operiert. Trotz fehlender Nüchternheit...

PS: Wie zu erwarten war, konnte Frau Meiers Auge nicht gerettet werden.

PPS: Was habe ich aus dem riesigen Zufall meines Blitzgedankens gelernt? Zwei Sachen: „Geht nich', gibt's nich'!", und: „Schau lieber selbst hin. Verlass dich nicht auf das Urteil anderer!"

10 kleine Jägermeister

Für Wölli. RIP.

============

17.30 Uhr im Winter 1998 in der Schwabenmetropole. Ich habe den Notarzt-Pieper in meiner Kitteltasche und warte in der chirurgischen Ambulanz sehnsüchtig auf meine Ablösung. Heute Abend um 20 Uhr geht's zum Weihnachtsingen in die Schleyer-Halle.

„Wir warten aufs Christkind!" mit den „Roten Rosen".

Ich freue mich schon ewig auf dieses Konzert und will pünktlich die Klinik verlassen, um nichts davon zu verpassen. Aber es kommt, wie es immer kommt, wenn man was vorhat: Es piept kurz vor Feierabend.

„Bewusstlose Person, männlich, 20, Schleyer-Halle"

Was? Schleyer-Halle? Die Rettungsleitstelle will sich über mich lustig machen?!

Schnell den Kittel gegen die rote Jacke tauschen und ab zum Haupteingang der Klinik, wo Wölli, der eigentlich Wolfgang heißt, bereits im Notarztauto auf mich wartet.

Wir kommen trotz Blaulicht und Martinshorn nur sehr mühsam im Berufs- und Weihnachtsshoppingverkehr voran, so dass wir fast 15 Minuten von Stuttgarts Mitte bis Bad Cannstatt unterwegs sind. Über Funk erhalten wir die Meldung, zum Haupteingang der riesigen Veranstaltungshalle zu fahren. Der Hallen-Vorplatz ist voll mit Fans der Toten Hosen und mit Bierdosen... Einlass ist erst um 19.30 Uhr, aber die Stimmung schon jetzt sehr ausgelassen. Als ich aus dem Auto aussteige, höre ich eine Horde Jugendlicher grölen:

„Ein belegtes Brot mit Schinken - Schinken! Ein belegtes Brot mit Ei - Ei!"

Vor dem Portal dann eine Menschentraube, in deren Mitte die zwei Sanis vom Rettungswagen gerade beginnen, Jan zu untersuchen.

„Was ist passiert?“

„Die Kumpels von Jan haben uns erzählt, dass sie aus Karlsruhe mit dem Zug zum Konzert angereist sind und schon auf der Fahrt ordentlich getrunken haben. Jan hat es wohl übertrieben. Jägermeister satt. Mit Mühe und auf wackeligen Beinen haben sie ihn noch bis hierher geschafft. Dann isser aber zusammengebrochen.“

„Ok. Bitte verkabeln. Blutdruck, EKG, Sauerstoffgehalt im Blut und Zucker. Ich untersuche in der Zwischenzeit!“

Jan ist vielleicht 16, höchstens 17 Jahre alt.

Er liegt auf dem Rücken und atmet regelmäßig. Seine Augen sind geschlossen. Als ich ihn antippe, reagiert er nicht. Ich werde etwas gröber und stoße ihn an. Nix. Auch als ich ihn zuletzt in die empfindliche Haut am Hals kneife, zeigt er keine Reaktion. Ein schneller Griff, um zu fühlen, ob er einen Pulsschlag hat. Die dicke Ader an Jans Hals pulsiert kräftig unter meinen Fingern. Nun ein Blick in seine Augen: die Bindehäute sind gerötet, so wie es nach Alkoholkonsum nicht ungewöhnlich ist. Die Pupillen sind aber unauffällig. Größere Verletzungen hat er sich beim Sturz nicht zugefügt. Allerdings hat er sich eingepinkelt. Auch nicht ungewöhnlich, wenn man denn nur betrunken genug ist. Da entspannen sich nicht nur Geist und Seele, sondern auch die Schließmuskeln...

„Alle Werte in Ordnung. Druck 110 zu 70, Puls 100, Zucker 130, Sättigung 99%", sagt mir Wölli.

Offenbar eine „normale" Alkoholvergiftung, wie ich sie schon unzählige Male bei Bierzelt-Diensten auf dem „Cannstatter Wasen" erlebt habe.

„Ich lege ihm noch einen Tropf und ihr fahrt ihn dann zum Ausnüchtern in die Klinik!"

Als der Tropf liegt, packen wir unser Equipment zusammen. Danach wollen wir den jungen Mann gemeinsam auf die Krankentrage heben. Ich halte den Kopf und gebe das Kommando zum Hochheben.

In dieser Sekunde erbricht sich Jan in einem riesigen, braunen Schwall über mich. Ich bin von oben bis unten geduscht. Es riecht erbärmlich nach Bier, sauren Magensäften und Jägermeister. Mir wird schlecht. Ich könnte sofort "zurückbrechen". Stattdessen schüttele ich kurz die gröbsten Essensreste von Hand und Ärmel und drehe Jans Kopf zur Seite, damit der vielleicht noch verbliebene Rest aus seinem Mund abfließen kann. Dann bringen wir Jan zum Krankenwagen.

Klappe auf, Patient rein, Klappe zu.

Erstmal raus aus meiner Jacke.

Plötzlich fängt der Überwachungsmonitor an zu piepen. Der Sauerstoffgehalt in Jans Blut ist abgefallen. Nur noch 90%.

„Kacke. Er hat aspiriert. Schnell, die Absaugung! Und Sauerstoff!“

Aspiration bedeutet, dass Fremdkörper (Essen, Erbrochenes, Legosteine usw.) in die Luftwege gelangt sind und diese verstopfen. Die Folge kann Ersticken sein.

Jans Mund ist noch immer voll mit Essensresten. Mit dem rechten Zeigefinger versuche ich, Mundhöhle und Rachen so gut es geht von den dunklen Brocken zu befreien. Er lässt das alles ohne Gegenwehr geschehen.

„Sättigung 85%.“

Wölli reicht mir den Absaugschlauch. Die Maschine brummt, kann jedoch nur wenig braune Flüssigkeit aus der Tiefe des Halses zu Tage fördern. Nächster Versuch. Ich bemühe mich, den Katheter in eine andere Richtung zu dirigieren, was jedoch mit dem biegsamen Material kaum gelingt. Nix. Kein Erfolg.

„Sättigung 78%."

„Intubationsspatel!"

Wölli reißt die oberste Schublade hinter sich auf und gibt mir das silberfarbene Instrument, mit dem ich Jans Zunge zur Seite halten kann, um in der Tiefe des Halses den Eingang in die Luftröhre zu sehen. Ich klappe den Spatel aus, das Licht an der Spitze des Instrumentes leuchtet für eine Zehntelsekunde, dann ist es wieder dunkel. Scheiße. Auch das noch. Glühlämpchen kaputt.

„Sättigung 67%."

„Schnell, anderen Spatel!"

Zack, Jans Mund auf, seine Zunge auf den Spatel und zur Seite damit. Den Eingang in die Luftröhre kann ich nicht sehen. Der gesamte Luftweg ist durch Essensreste zugedeckt und verstopft.

„Absaugung!"

Mit der linken Hand halte ich den Intubationsspatel, mit der rechten den Absaugschlauch.

„Sättigung 60%. Der Bengel ist schon komplett blau!"

„Kacke, Absaugen klappt so auch nicht. Der Brei lässt sich nicht wegsaugen! Zu groß oder zu dickflüssig für den Schlauch."

„Sättigung 55%."

„Magill-Zange!"

Wölli sucht in der Schublade nach der Spezialzange, mit der man tief im Rachen Fremdkörper entfernen kann. Mir zittert schon der ganze linke Arm. Total anstrengend, den Intubationsspatel so lange zu halten. Endlich gelingt es mir, die ersten Brocken mit der Zange zu fassen und zu entfernen.

Ich kämpfe selbst mit der Übelkeit. Dieser Gestank!

Und weiter. Die nächsten Stückchen. Weiter. Weiter. Scheinbar ohne Ende. Irgendwann sehe ich den Eingang zur Luftröhre. Alles sauber. Jan atmet nun ohne Hindernis.

„Sauerstoffsättigung steigt wieder. Jetzt 67%."

„Gib mir noch einen Tubus!"

Ich lege Jan den Beatmungsschlauch in die Luftröhre. Auch bei dem Manöver macht er keine Anstalten sich zu wehren. Dann bringen wir ihn in die Klinik.

Als wir dort eintreffen, ist die Sauerstoffsättigung wieder im Normbereich.

Eine Stunde später bin ich in der Schleyer-Halle. Der 10.000-stimmige Chor singt gerade zusammen mit Campino eines der besinnlichen Weihnachtslieder:

„Heil Viagra, holy night! Everybody's satisfied!"

PS: Ich habe mich nach Entfernung der Speisereste zur Intubation entschieden, da Jan wichtige Schutzreflexe (z.B. Husten bei Verschlucken) infolge der Alkoholvergiftung fehlten. Zum Glück! Wie sich im Krankenhaus herausstellte, hatte er reichlich Magensäfte in die Lunge bekommen. Das führte dann zu einem vollständigen Lungenversagen.

Er wurde mehrere Wochen auf der Intensivstation mit größtem Aufwand behandelt. Zwischenzeitlich war es so dramatisch, dass die Intensivmediziner nicht mehr an sein Überleben glaubten.

PPS: Erkenntnis des Tages: Wenn schon mit "10 kleine Jägermeister" auf die Intensivstation, dann auf jeden Fall eines nicht vergessen - "Steh auf, wenn du am Boden liegst!"

Mein rechter, rechter Platz ist frei

Hochsommer 2016. Ich habe frei! Ein ganzes langes Wochenende. Der Grill kommt langsam in die Gänge und das Bier steht kalt. Wird sicher ein entspannter Tag

Plötzlich heult es im ganzen Dorf. Die Sirenen der Freiwilligen Feuerwehr bitten dringend zum Einsatz

„Fangt dann schon an mit essen!“

Schwupps ins Auto, ab zum Gerätehaus, umziehen und auf die Rückbank des Löschfahrzeuges. Mit fünf weiteren Jungs der Dorffeuerwehr fahren wir auf die angrenzende, schnurgerade 4-spurige Bundesstraße.

Über Funk erfahren wir, dass ein PKW frontal gegen einen Brückenpfeiler gefahren sei. Der Fahrer sei eingeklemmt, Notarzt und Rettungswagen wären auf der Anfahrt aus der benachbarten Stadt, benötigten aber mindestens 20 Minuten bis zum Unfallort.

Bereits von Weitem sehen wir den roten 3-türigen Kleinwagen, der offenbar von rechts nach links abgekommen ist, die beiden Gegenspuren überfahren hat und jetzt mit zerstörter Front links am Betonpfeiler steht. Wir sind die Ersten Retter am Unfallort. Gruppenführer René gibt noch im Auto die ersten Kommandos: Die Unfallstelle absichern, um Verletzte kümmern und die Autobatterie abklemmen. Zu mir dann:

„Dokta, tausch die Feuerwehrklamotten gegen dein Notarztkostüm und komm mit mir mit!“

Wir steigen aus, ich öffne eine der hinteren Rollklappen, wo meine „Ersatz“-Notarztjacke liegt und ziehe mich schnell um.

Cowboy und Marcel laufen los und stellen Signallampen und Warndreiecke auf. Josi und Ulf gehen mit schwerem Gerät gegen die zerbeulte Motorhaube des Autos vor, um an die Batterie zu gelangen. Bloß nicht das Risiko eingehen, dass es noch zum Kurzschluss und anschließendem Feuer kommt.

Als ich mich umgezogen habe, laufe ich nach vorne, wo René schon auf mich wartet. Auf meinem Weg zum PKW fällt mir auf, dass es gar keine Bremsspuren gibt. Komisch! Sekundenschlaf?

„Der Fahrerraum hat nichts abgekriegt. Der Mann hat wohl Glück gehabt, scheint unverletzt. Sitzt da ganz friedlich. Aber der Autorahmen ist verzogen. Die beiden Türen gehen nicht auf und an der Heckklappe is‘ der Griff kaputt!“

Durch die geschlossene Fensterscheibe der Fahrerseite versuche ich, mit dem vielleicht 40-jährigen Werner zu reden. „Hallo, können Sie mich hören? Geht es Ihnen gut?“

Der Mann reagiert nicht. Schaut mir teilnahmslos ins Gesicht und raucht.

„Machen Sie mal das Fenster auf, wenn das noch geht!“

Nichts. Der Mann rührt sich nicht. Ich versuche es lauter: „Fenster auf!“

Er drückt auf den Schalter, aber es tut sich nichts. Mist. Die Batterie ist abgeklemmt.

„Geht es Ihnen gut?“

Der Unfallfahrer reckt den Daumen hoch.

„Haben Sie irgendwo Schmerzen?“

Werner schüttelt den Kopf.

„Alles in Ordnung?“

Er zeigt mir nochmal den erhobenen Daumen.

„Brandmeister, wir können den Fahrer in aller Ruhe aus dem Auto schneiden. Scheint so, als wäre nix Schlimmes passiert. Ich untersuche ihn dann im Rettungswagen!“

Die Feuerwehr des Nachbarortes trifft zur Unterstützung ein. Sie haben die Rettungsschere und den groben Spreizer an Bord. Damit sollte die Befreiung des Mannes aus dem zerbeulten Auto kein Problem sein. Die beiden Gruppenführer besprechen das weitere Vorgehen. Ich bleibe an der linken Seite des Autos und behalte den Fahrer im Auge. So richtig geheuer kommt er mir nicht vor.

Die Jungs der Nachbarfeuerwehr laden ihr Werkzeug aus und wollen gerade mit ihrer Arbeit beginnen, da trifft mich der Schlag.

Hilfe, was macht der Fahrer denn jetzt plötzlich? Ich traue meinen Augen nicht. Werner versucht, das Fahrzeuginnere mit einem Feuerzeug anzuzünden.

„Hören Sie auf mit dem Quatsch!“, brülle ich ihn vergeblich an.

„René, schnell, wir müssen das Auto aufmachen! Er zündet die Karre innen an!"

„Is' der irre? Cowboy! Marcel! Macht flott hinten die Scheibe raus!"

Die beiden rennen zu unserem Fahrzeug und holen das Brechwerkzeug.

Es qualmt im Auto. Werner meint es ernst.

„Josi, nimm dir den Pulverlöscher!"

Eine knappe Minute später ist die Heckscheibe draußen. Josi betätigt zwei-, dreimal kurz den Löscher und die Flammen ersticken.

„René, pass jetzt gut auf mich auf!", bitte ich den Brandmeister und dann steige ich über tausend kleine Glasscherben durch die Luke im Heck in das Auto. Die Rückbank fehlt, so muss ich nur noch über die Beifahrerlehne klettern, dann zwänge ich mich rechts neben den Unfallfahrer.

„Mensch, was machen Sie denn?"

„Lassen Sie mich doch verbrennen! Nichts klappt. Erst wollte ich gegen den Brückenpfeiler rasen, habe dann aber doch noch den Fuß vom Gaspedal genommen. Und nun wollte ich mir eben so das Leben nehmen!"

„Warum wollen Sie denn sterben?"

Werner schaut mich an und beginnt bitterlich zu weinen.

„Meine Frau..."

Seine Stimme erstickt unter Schluchzen. Hilflos greife ich seine Hand. Er zittert am ganzen Körper. Die Situation überfordert mich.

„Vielleicht kann ich Ihnen helfen?!"

Werner nimmt einen zweiten Anlauf.

„Meine Frau ist vor zehn Tagen gestorben!"

Mir schnürt es die Kehle zu...

PS: Werner wurde nach seiner Befreiung aus dem Auto und einer kurzen Untersuchung mit dem Rettungswagen wegen versuchten Suizids in eine psychiatrische Klinik gebracht.

Let's do it like they do on the Discovery Channel!

2015.

Strandurlaub. Vor mir das türkisfarbene Wasser des sardischen Mittelmeeres. Die Kinder sind mit Eis zufrieden, ich mit mir selbst, und TT liest eines ihrer „Muß-ich-im-Urlaub-lesen"-

Bücher. Ein Gedanke in meinem Kopf: Das Leben kann so toll sein!

Nachts um drei werde ich durch lautes Piepen aus dem schönen Traum gerissen.

„Chirurgisch, Autobahnraststätte, Suizidversuch“ steht auf dem Melder, was ich aber erst lesen kann, nachdem ich meine Lesebrille mit noch dösigem Kopf gefunden habe.

Willkommen in der Realität!

Ich versuche so schnell es geht, meine lahmen Glieder in Gang zu bringen, raus aus dem warmen Bett, rasch anziehen und runter in die Fahrzeughalle, wo Stefan schon im Auto auf mich wartet.

Los geht es durch die schwäbische Metropole in Richtung Autobahn. Bahn frei, Kartoffelbrei. Die Stadt schläft, so kommen wir zügig auf den Autobahnzubringer.

Über Funk erhalten wir von der Rettungsleitstelle Informationen zu dem, was uns gleich erwarten soll.

„Es kam ein Notruf von einem polnischen LKW-Fahrer zu uns rein. Er steht auf der Raststätte und hat vor fünf Minuten wohl beobachtet, wie sich ein PKW-Fahrer wieder und wieder ein Messer in den Bauch gerammt hat.“

Nicht schön. Nachts um drei erst recht nicht. Während Stefan über die Autobahn donnert, ziehe ich mir schon mal zwei Paar

Handschuhe übereinander an. Dann die Gedanken in meinem müden Hirn sortieren: Was müssen wir tun, wenn das Geschilderte tatsächlich stimmt?

Zwei medizinische Aspekte stehen bei Messerstichen in den Bauch im Vordergrund: Verbluten und / oder infizieren.

Starker Blutverlust und damit drohender Verblutungsschock und Tod durch Verletzung der großen Blutgefäße im Bauch: Hauptschlagader, untere Hohlvene usw. Daneben eine Infektion und vielleicht sogar "Blutvergiftung" durch Verletzung der Gedärme und damit Austritt von Milliarden Bakterien.

Die Notfalltherapie ist demnach Flüssigkeitszufuhr durch möglichst viele Infusionen, um das verlorene Blut zu ersetzen. Weiterhin steriles Abdecken der Wunden und dann sofort „load and go“, d.h. einladen und losfahren. Auf dem schnellsten Wege in die nächste Klinik.

Stefan fährt auf die genannte Raststätte. Im Bereich der LKW-Parkplätze sehen wir Blaulichter aufblitzen. Da muss es sein. Wir parken direkt neben dem Polizeiauto. Als ich aussteige, sehe ich, wie die beiden Beamten mit einem völlig aufgeregten Mann reden.

„Hallo, guten Abend, wo ist der Patient?“

„Das wissen wir auch nicht“, entgegnet mir der ältere der beiden Polizeibeamten.

„Herr Koziorowski ist der LKW-Fahrer, der den Notruf abgesetzt hat. Jetzt ist aber kein Verletzter hier. Wir suchen rasch die Umgebung ab, vielleicht liegt der Mann ja in den Büschen?!“

„Was ist passiert? Wo ist der Mann, der sich in den Bauch gestochen hat?“, frage ich den polnischen Herrn.

Er antwortet in gebrochenem Deutsch, dass er den Mann in etwa 100 Metern Entfernung neben einem Kleinwagen stehen gesehen hätte. Dann zeigt er mir wild gestikulierend, wie sich der Gesuchte mit der rechten Hand wieder und wieder etwas in den Bauch gerammt habe. Als er die Polizei angerufen habe und den Mann einen Moment unbeobachtet ließ, sei dieser dann verschwunden gewesen.

„Bitte zeigen Sie mir den Ort, wo das passiert ist!“

Herr Koziorowski geht in Richtung der weiter entfernten Parkplätze voran. Stefan und ich folgen ihm. Die beiden Polizisten suchen weiter mit ihren Taschenlampen das angrenzende Gebüsch ab. Als wir den vermeintlichen „Tatort“ erreicht haben, sehen wir gar nix. Vor Dunkelheit. Lediglich der schwache Schein der hinter uns liegenden Tankstelle wirft ein karges Licht. Schnell holt Stefan seine Maglite raus und sorgt für angemessene Beleuchtung. Nix. Kein Mann. Keine Blutspuren. Kein gar nix.

„Sind Sie sicher, dass es hier war?“

„Sicher! Mann hier bei Auto.“

„Und wo ist das Auto von Mister X?“, fragt Stefan.

Herr Koziorowski ist auch ratlos, schwört aber Stein und Bein, dass der Vorfall genau wie geschildert passiert sei. Er habe den Mann sogar mit seinem Handy gefilmt. Der polnische LKW-Fahrer fasst in seine Hosentasche und kramt ein Mobiltelefon hervor. Er hantiert mit dem Handy, offenbar auf der Suche nach dem „Harakiri-Film“.

„Hier!“

Gebannt schauen Stefan und ich auf das Handy. Was wir zu sehen bekommen, ist schwarz auf schwarz, bestenfalls grau auf schwarz. Die Lichtverhältnisse waren offensichtlich für eine aussagekräftige Videoaufnahme zu schlecht.

„Ich sehe nichts. Du?“, frage ich Stefan.

Er schüttelt mit dem Kopf. Dann sagt er zu Herrn Koziorowski: „Darf ich das Telefon mal haben? Ich versuche, den Film aufzuhellen. Hab’ auch so ein Handy.“

Herr Koziorowski gibt Stefan den Apparat. Dann passiert erstmal nichts. Es dauert und dauert, und Stefan drückt und drückt auf das Handydisplay.

„Moment, ich hab‘s gleich!“

Wieder warten, warten, warten.

Dann plötzlich: Stefan lacht schallend in den schwäbischen Nachthimmel.

Herr Koziorowski und ich schauen ihn irritiert an. Stefan lacht weiter und führt uns in Siegerpose den Handyfilm vor.

Das Video zeigt einen Mann, der, mit dem Rücken zur Kamera, tatsächlich mit seinem rechten Arm wiederholt in Richtung seines Bauches wedelt. Mit halb herabgelassener Hose!

Herr Koziorowski schaut uns betroffen an.

„Kein Problem. Sie haben alles richtig gemacht. Gute Reise noch!"

Dann gehen Stefan und ich zum Auto, und ich rufe den beiden Polizisten zu:

„Ihr könnt aufhören zu suchen. Mister X ist sicher ganz entspannt weitergefahren. Und wir fahren jetzt zurück und ich steige ins Bett!"

Ein Mann muss tun, was ein Mann tun muss!

"The prison is not built, that will hold Jesse James."

(Jesse James)

Hessen im Winter 2013, kurz nach Mittag. Marcel und ich sind nach einem Einsatz auf dem Weg zurück zur Rettungswache. Kurz vor Erreichen unseres Zieles piept es in unseren Hosentaschen.

„weiblich, 79, Luftnot“

Kurz rechts ran, Navi programmieren, Blaulicht an und los. Zurück in Richtung Stadtmitte. Zehn Minuten benötigen wir für die Anfahrt. Als wir in den Tulpenweg einbiegen, sehen wir die Blaulichter des Rettungswagens vor Hausnummer 16. Marcel schnappt sich unseren Rucksack und ich die Mappe mit den Einsatzprotokollen. Den Rest des Rettungsequipments hat die RTW-Besatzung sicher schon oben in der Wohnung.

Flott geht‘s in die dritte Etage des Mehrfamilienhauses. Ein skurriler Typ öffnet die Tür: Anfang, Mitte 50, verbrauchtes Gesicht, unrasiert, schmuddeliges Jeanshemd, abgewetzte Jeanshose, breiter Ledergürtel, braune, ausgelatschte Cowboystiefel und schulterlange, ungewaschene, graue Haare unter einem Cowboyhut. John Wayne würde sich im Grab umdrehen...

„Kommen Sie rein. Es geht um meine Mutter.“

Marcel und ich folgen ihm in die 3-Zimmer-Wohnung. Trotz der Uhrzeit herrscht hier Abenddämmerung. Die Vorhänge sind zugezogen, wenige 25-Watt-Lampen beleuchten ein unglaubliches Chaos. Kartons, alte Zeitschriften, Müllsäcke und

Kleidungsstücke, wohin das Auge im Flur auch sieht. Alles mit einer dicken Staubschicht überzogen.

„Meine Mutter ist im Wohnzimmer!“

Ingrid sitzt auf einem speckigen, roten Sessel. Um sie herum das gleiche Durcheinander, der gleiche Unrat, der gleiche Schmutz wie schon zuvor. Die Sanis und ich haben kaum Platz zum Stehen. Die alte Dame japst unter einer Sauerstoffmaske nach Luft.

„Hallo, Sättigung anfangs 80%, Puls 133, total unregelmäßig. Wir haben erstmal Sauerstoff gegeben“, erhalte ich vom RTW-Sani erste Infos. Zu weiteren Untersuchungen sind die beiden Jungs noch nicht gekommen.

„Um was geht es denn überhaupt?“

„Der Sohn hat uns verständigt. Seine Mutter kriegt schwer Luft!“

„Und seit wann geht das?“

Der Cowboy antwortet mir: „Seit gestern Abend.“

„Ok. Dann erstmal einen Tropf, EKG, Zucker und Blutdruck! Ich höre die Dame ab!“

„Frau Hülsen, können Sie mich hören?“

Sie nickt.

„Haben Sie irgendwo Schmerzen?“

Ingrid deutet auf ihre Beine. Ich hebe die dünne Wolldecke hoch, die über ihren Knien liegt. Ingrids Beine sind massiv angeschwollen. Solche Wassereinlagerungen habe ich noch nicht gesehen. Weder die Kniegelenke noch die Knöchel sind mit bloßem Auge vom Rest der Beine zu unterscheiden.

„Ich möchte Sie gerne mal abhören!"

Ingrid nickt und ich streife ihren Pulli nach oben. Die Lunge hört sich "feucht" an, wie bei einem Lungenödem, also Wasser in der Lunge.

Als Lungenödem wird das Austreten von Flüssigkeit aus dem Blut in das Lungengewebe bezeichnet. Die Gründe sind vielfältig. Eine mögliche Ursache ist Herzschwäche. Das Herz schafft es nicht, jenes Blut, welches aus der Lunge zurück zum Herzen strömt, wegzupumpen. In der Folge staut sich das Blut vor dem Herz zurück in die Lunge, der Druck steigt und Blutflüssigkeit tritt in die Lunge aus. Die Folge ist in der Regel, besonders wenn das Ödem schnell entsteht, Luftnot.

Gegenüber dem Wasserüberschuss in Ingrids Beinen und Lungen erscheint mir ihre Haut am Hals und über dem Schlüsselbein total ausgetrocknet.

„Zeigen Sie mir mal Ihre Zunge!", sage ich zu unserer Patientin und hebe die Sauerstoffmaske von ihrem Gesicht. Ingrid streckt mir ihre völlig vertrocknete Zunge entgegen. Sie klebt fast am

Gaumen und zähe, braune Borken hängen an Ingrids Lippen und Mundwinkeln.

„Tropf liegt. Blutdruck 100 zu 60, Puls um 130, Blutzucker 90, Sauerstoffsättigung jetzt 85%“, nennt mir Marcel die eben bestimmten Werte und weiter:

„Wir machen jetzt noch schnell das EKG!“

In der Zwischenzeit frage ich den Cowboy, ob seine Mutter Tabletten einnehmen muss und ob es einen Plan davon gibt. Er kramt in den Papierbergen auf dem Sideboard, dann hält er stolz einen Zettel in die Luft und gibt ihn mir. Die Verordnung des Hausarztes zeigt die typische Mischung an Medikamenten für ältere Menschen: Tabletten gegen Bluthochdruck, für die Schilddrüse, gegen Arthroseschmerzen und Wassertabletten für die Herzschwäche.

„Hat Ihre Mutter die Tabletten alle regelmäßig genommen?“

„Sie hat die gar nicht selbst genommen! Ich musste ihr die immer geben. Sie kriegt ja nichts mehr auf die Reihe! Kocht nicht mehr. Putzt nicht mehr. Sitzt seit Wochen nur noch im Sessel!“, antwortet er in barschem Ton.

Ich versuche freundlich zu antworten, was mir schwerfällt.

„Und? Haben Sie ihr die Tabletten immer regelmäßig gegeben?“

Der Cowboy zögert mit seiner Antwort. Dann: „Die Wassertabletten schon länger nicht mehr. Sie musste ja davon ewig pinkeln. Und allein hat sie es nicht mehr vom Sessel auf die Toilette geschafft. Ich hatte keine Lust, ihr ewig dabei zu helfen. Deshalb habe ich ihr auch weniger zu trinken gegeben!"

Ich schaue ihn fassungslos an und spüre, wie ich zu explodieren drohe, da wird unser Gespräch von Marcel unterbrochen, der den EKG-Streifen in der Hand hält.

„Guck mal schnell hier, könnte eine LE sein!"

Der EKG-Ausdruck zeigt das typische Bild einer Lungenembolie.

Unter einer Lungenembolie versteht man den Verschluss von Blutgefäßen in der Lunge durch Blutgerinnsel o.a. Die Mehrzahl dieser Blutgerinnsel (Thromben) nehmen ihren Ursprung aus Thrombosen in den Beinen und wandern dann über den Blutkreislauf in die Lungengefäße. Längere Immobilität oder eine "Bluteindickung" sind mögliche Ursachen für die Entstehung der Thromben. Was folgt, ist, dass die betroffenen Lungenabschnitte nicht mehr durchblutet werden und so auch nicht mehr am Gasaustausch (Sauerstoff in das Blut, Kohlendioxid aus dem Blut heraus) teilnehmen. Es resultiert Atemnot, im schlimmsten Fall Ersticken. Die Notfalltherapie erfolgt durch die Gabe von Blutverdünnern und dann schnell in die Klinik, um den verschließenden Pfropf mechanisch zu entfernen oder medikamentös aufzulösen.

„Schnell 5000 Einheiten Heparin! Sauerstoff auf 15 Liter! Und dann schonend auf die Trage und ab in die Klinik. Marcel, melde uns dort schon an!“

Einer der beiden Sanis vom Rettungswagen macht das blutverdünnende Medikament fertig, das ich sofort in Ingrids Ader spritze.

Zu viert lagern wir die alte Dame anschließend auf unser Bergetuch. Bevor wir Ingrid damit zum Rettungswagen tragen, bitte ich den Cowboy, seiner Mutter eine Tasche für den Krankenhausaufenthalt zu packen und diese dann am Nachmittag in die nur 500 Meter entfernte Klinik zu bringen.

„Das passt mir heute nicht!“

Ich starre ihn für Sekunden an. Dann frage ich ihn:

"Was sind Sie nur für ein Mensch?"

PS: Ingrid starb einige Tage später auf der Intensivstation an den Folgen der Lungenembolie und des Lungenödems.

PPS: Gegen den Cowboy wurde von den Kollegen in der Klinik Anzeige erstattet.

Agent 0-0-3,4

Frühsommer 2014 gegen 19 Uhr. Kai und ich sind mit hängendem Magen auf der Rückfahrt zur Wache. Noch nicht ganz angekommen, piept es in unseren Hosentaschen.

„Och bitte, nein, das kann doch nicht wahr sein! Ich hab‘ Hunger!“, jammert Kai.

„männlich, Mitte 60, bewusstlos, Lobby Hotel Bergfrieden“ steht auf dem Display des kleinen Gerätes.

Kai programmiert das Navi und macht das Blaulicht an. Nach acht Minuten erreichen wir das genannte Hotel. Auf dem Hotelvorplatz stehen Tische und Stühle und einige Hotelgäste genießen den milden Abend. Direkt am Eingang parkt schon der Rettungswagen.

Als Kai und ich die Vorhalle betreten, sehen wir Achim. Er liegt auf dem Rücken an der Rezeption vor dem Tresen. Dunkler Anzug und weißes Hemd. Seine Augen sind geschlossen. Eine dunkle Sonnenbrille hängt schief im Gesicht.

Meine schnelle Frage an die Sanis vom RTW, was denn passiert sei, beantwortet Florian mit Schulterzucken.

„Wir sind auch gerade eben erst eingetroffen!“

„Der Mann hat den ganzen Tag draußen in der Sonne vor unserem Hotel gesessen. Dann torkelte er rein und hat mich nach der Toilette gefragt. Als er zurückkam, sagte er noch, ihm sei nicht gut. Dann ist er einfach umgefallen!“, berichtet die junge Frau im dunklen Kostüm, offenbar die Rezeptionistin des Hotels.

Ich versuche Achim anzusprechen.

„Hallo, können Sie mich hören?“

Nichts. Keine Reaktion. Dann rüttele ich an ihm. Nichts. Achim reagiert nicht.

Die drei Sanis sind schon an den Notfall-Taschen und am EKG.

„Verkabeln, Sauerstoff und Tropf legen!“

Wie beim Boxenstopp der Formel Eins machen sich die Jungs flott an die Arbeit: Schnell ziehen sie Achims Jackett aus, dann Blutdruckmessen, EKG aufkleben und den Sauerstoffsensor an einen Finger klemmen.

Ich versuche in der Zwischenzeit, Achim auf die harte Tour zu wecken: Mit den Fingerknöcheln rubbele ich ihm grob über sein Brustbein. Nichts. Nicht wach zu kriegen. Ich beuge mich über Achim für einen schnellen Blick in seine Augen.

Boooh, was für eine Alkoholfahne! Nase zu und durch!

Achims Bindehäute sind gerötet, die Pupillen unauffällig.

„Blutdruck 100 zu 60, Puls 110, Sauerstoff-Sättigung 92%. EKG kommt gleich!“, gibt mir Kai die ersten Werte.

„Dann jetzt den Tropf legen und den Blutzucker messen!“

Kai reicht mir eine Kanüle, die kurze Zeit später in der Ellenbogenvene steckt. Schnell festkleben und anschließend mit einem Tropfen Blut den Zuckertest machen.

„Infusion läuft!“

Kai gibt mir das EKG. Ich kann nichts Schlimmes erkennen.

Florian ist schon mit dem Schnelltest fertig.

„Blutzucker 98!“

Der Wert ist auch ok. Ich schaue auf unseren Monitor. Alle Werte sind soweit in Ordnung.

„Bestimmt ‘ne Schnapsleiche!“, höre ich Kai leise zu seinem Kollegen sagen und ich denke das Gleiche. Wir haben nichts Auffälliges gefunden, was uns die Bewusstlosigkeit erklären könnte, außer dem offensichtlichen Alkoholkonsum.

„Hier können wir nicht mehr machen. Laden wir ihn ein und fahren in die Klinik. Vielleicht finden sie dort noch was anderes. Macht mal den Transport bereit!“, bitte ich die Jungs.

Florian und Kai kommen nach kurzer Zeit zurück und wir legen Achim gemeinsam auf die Trage.

Gerade als wir ihn drehen wollen, grunzt Achim uns unvermittelt an: „Was’n hier los?“

„Oh, hallo! Sie sind im Hotel zusammengebrochen und liegen jetzt auf einer Krankentrage!“, entgegnet ihm Kai.

Achim ist tatsächlich aufgewacht. Die Infusion und der Sauerstoff scheinen ihm gut getan zu haben...

Meine wiederholten Fragen nach Schmerzen oder ernsten Vorerkrankungen beantwortet er lallend mit: „Nichts, es ist alles in Ordnung.“

Und dann forsch: „Stören Sie mich nicht bei meinen Ermittlungen!“

„Welche Ermittlungen?“, frage ich ebenso überrascht wie interessiert.

„Darf ich nicht drüber reden. Verdeckte Geschichte. Streng geheim. Ich arbeite für das FBI.“

„Alles klar. Dann will ich Sie auch nicht weiter ausfragen!“, sage ich und muss mir auf die Zunge beißen, um nicht sofort loszulachen.

Kai hat dann doch noch eine Frage an unseren Geheimagenten. Die wichtigste aller Fragen im Gesundheitssystem: „Darf ich mal Ihre Krankenkassenkarte haben?“

Umständlich kramt Achim in seiner Hosentasche, um dann endlich sein Portemonnaie und die darin befindliche Karte zu finden.

„Aber die kriege ich wieder. Ist alles gefälscht!"

Kai muss schmunzeln.

Florian grinst mich an, nimmt unvermittelt die schwarze Sonnenbrille und setzt sie Achim auf.

„Damit Sie nicht erkannt werden. Tarnung ist doch alles!"

Achim nickt ihm dankbar zu.

„Junger Mann, Sie sind wohl auch beim Geheimdienst?"

Zehn Minuten später geben wir den verdeckten Ermittler in der inneren Notaufnahme des Krankenhauses ab.

PS: Der Blutalkoholtest wird zum Namensgeber: Agent 0-0-3,4 (Promille).

Tierliebe

Frühjahr 2012.

Ich habe ein Gastspiel in einer idyllischen Kleinstadt am Rande eines deutschen Mittelgebirges. Eugen und ich waren gerade beim Bäcker: Zeit für Kaffee und Kuchen am Nachmittag. Irgendwie müssen wir beide den Tag rumkriegen. Bisher herrscht bleierne Langeweile. Kein einziger Notarzteinsatz seit Dienstbeginn...

Als Eugen gerade mit zwei Tassen Kaffee aus der Küche kommt, piept es.

„weiblich, Ertrinken“

„Aua!“

Eugen wollte wenigstens noch einen kurzen Schluck aus seiner Tasse nehmen und verbrennt sich dabei die Zunge. Wir nehmen unsere Jacken, laufen zur Fahrzeughalle und steigen in den signalroten Passat. Von der Leitstelle erfahren wir jetzt über Funk, wo wir hinfahren sollen.

„Ihr müsst zum westlichen Ufer des Wildbaches in der Nähe von Unterheidenfeld. Dort ist eine junge Frau in den Bach gestürzt. Andere Rettungskräfte sind auch alarmiert!“

„Ach du Kacke. Wir müssen in die Berge. Da sind schon ein paar Leute ertrunken!“

Eugen programmiert das Navi. Das zeigt uns eine Anfahrtsstrecke von knapp 20 Kilometern. Wenn die Frau noch im oder unter Wasser ist, dann haben wir sicher ganz schlechte Karten...

Mir kommt die Fahrt ewig vor. Erst durch die Stadt, dann über Kreis- und Landstraßen, zuletzt auf geteerten Landwirtschaftswegen. Immer bergauf, endlose Serpentinen, kleine Brücken über wilde Bergbäche, die jetzt im Frühjahr das Schmelzwasser aus den Bergen führen. Als wir endlich aus der Ferne ein Feuerwehrauto neben dem Wildbach stehen sehen, sind schon 25 Minuten seit unserem Alarm vergangen.

Ich steige aus und laufe nach vorne. Ein älterer Feuerwehrmann mit einem klitschnassen Hund an einem Strick stellt sich mir als Ortsbrandmeister vor und berichtet:

„Die Frau (...) Wasser. Wir (...) bergen!“

Die Hälfte dessen, was er sagt, geht im Tosen des Wildbaches unter.

Wir laufen ans felsige Ufer. Ein mit Schwimmweste ausgestatteter Feuerwehrmann hängt an mehreren Sicherheitsleinen, die von seinen Kameraden am Ufer festgehalten werden, im Wasser. Er treibt in der Mitte des eiskalten Baches, genau unterhalb eines Absatzes des felsigen Bachlaufes. An dieser Stelle stürzt der Wildbach etwa einen Meter in die Tiefe. Dort tost ein Strudel, ehe der Wildbach dann im vormaligen Tempo weiterfließt.

Aus dieser „Waschmaschine“ taucht in unregelmäßigem Abstand immer wieder ein schlaffer menschlicher Körper auf, um dann gleich wieder vom Wasserstrudel in die Tiefe gesogen zu werden. Über Wasser, unter Wasser. Über Wasser, unter Wasser.

Der Feuerwehrmann kämpft mit aller Energie gegen die Strömung. Wieder und wieder versucht er vergeblich, die Frau zu ergreifen. Die Feuerwehrjungs am Ufer ziehen an den Sicherheitsleinen, um ihn näher an die leblose Frau heranzubringen. Zack, wieder taucht die Frau für einen Moment aus den Fluten auf. Der Retter ergreift sie. Flutsch. Sie gleitet aus seinen Händen, ist wieder weg.

Jetzt hat er endlich eine gute Position. Müsste genau über ihr sein. Findet sogar Halt für seine Füße. Er hält eine rote Rettungsleine wie ein Lasso in seinen Händen. Er steckt jetzt seinen Kopf unter Wasser.

Gebannt schaue ich auf das grausige Szenario. Meine Nerven sind gespannt wie die Sicherungsleinen.

Plötzlich und unvermittelt taucht der leblose Körper der Frau zeitgleich mit dem Kopf des Feuerwehrmannes aus den Fluten auf. In einer Blitzreaktion legt er die Schlaufe der roten Leine um das Handgelenk der Frau. Gemeinsam ziehen wir die Frau sofort aus dem Wasser, wobei ihr Körper noch mehrfach untertaucht. Als sie schließlich am Ufer ist, wird sie von fünf, sechs Feuerwehrleuten gepackt und zur angrenzenden Wiese getragen, wo Eugen und die beiden Jungs vom mittlerweile ebenfalls eingetroffenen Rettungswagen schon unsere Notfallausrüstung bereitgelegt haben.

Das Gesicht der Frau sieht furchtbar aus. Komplett aufgequollen und übersät mit unterschiedlich großen Platzwunden. Die Kraft des Strudels hat sie immer wieder gegen die groben Felsen des Wasserlaufes geschlagen. Ihr Kopf ist tiefblau und aus ihrem Mund läuft wässrig-schaumiges Sekret.

Ich taste nach ihrem Puls am Hals. Nix.

„Rea! Fang an zu drücken!“, sage ich zu einem der Sanis vom RTW und den anderen Sani bitte ich, alles für einen Tropf klarzumachen. Und dann:

„Eugen, gib mir den Beatmungsbeutel und mach die Absaugung fertig. Und Temperatur messen.“

Herzdruckmassage und Beatmung mit dem Beutel laufen.

Jedes Mal, wenn Frank auf Ediths Brustkorb drückt, entleert sich ein Schwall Wasser aus Mund und Nase unserer Patientin. Ihr Bronchialsystem steht komplett unter Wasser.

„Schneidet die nassen Klamotten auf!“

„Hier ist die Absaugung!“

Ich nehme den dünnen Plastikschlauch und schiebe ihn so tief es geht in Ediths Rachen. Unter Gurgeln fördert die kleine Saugpumpe schleimiges Wasser zu Tage. Jetzt viel weniger, als ich erwartet habe. Dann geht’s sofort weiter mit der Beatmung, während der Sani die Kleidung am Brustkorb mit einer groben Schere auftrennt.

„Eugen, übernimm den Beatmungsbeutel! Ich mache den Zugang!“

Davor ein rascher Blick in Ediths Augen. Riesige schwarze Pupillen in braunen Augen ohne Reaktion auf das Licht meiner Taschenlampe.

Das Material für den Tropf ist vorbereitet. Die Venen an Ediths Hals sind prall gefüllt, so dass ich hier ohne Probleme einen Tropf legen kann. Mit dem Ärmel meiner Jacke versuche ich noch notdürftig, die Haut am Hals der Patientin abzutrocknen, um den Tropf festzukleben. Frank wird gerade von einem Feuerwehrmann beim Drücken abgelöst, so dass er seine Hände freikriegt, um ein EKG zu schreiben.

„Die zwei Elektroden halten nicht auf der nassen Haut!“

„Dann halt‘ sie mit den Händen flach auf den Brustkorb gedrückt. Wir müssen nur kurz einen Blick auf das EKG werfen!“

Sekunden später eine kurze Pause bei der Herzdruckmassage. Das Ergebnis auf dem EKG-Monitor ist wie erwartet: Nichts. Null Linie.

Ediths Herz steht still.

„Weiterdrücken. Und Adrenalin unverdünnt und Temperatur messen! Und den Larynxtubus!“

Die Sanis geben sich alle Mühe, dennoch sind es für sechs Hände zu viele Aufgaben auf einmal. Wir möchten uns zerreißen.

Bevor ich den Schlauch in den Rachen der Frau schiebe, sauge ich noch einmal den Mund aus. Wässrig-blutiger Schaum ohne Ende. Dann den Beatmungsschlauch in den Hals und das andere Ende an die Maschine anschließen. Zwei Hände weniger in Dauernutzung.

„Die Temperatur im Ohr ist 30 Grad!“

„Hier! Adrenalin!“

Ich spritze ein Milligramm in den Zugang am Hals.

„Weiterdrücken und dann nochmal ein EKG!“

Ein ausgeruhter Feuerwehrmann löst seinen Kameraden ab und drückt jetzt weiter auf das blasse Brustbein, während ein anderer Retter versucht, den Brustkorb mit einer Decke trocken zu reiben. Eugen kann endlich die Elektroden aufkleben.

„Mach ‘ne Pause beim Drücken! Was sagt das EKG?“

Null-Linie.

„Drück weiter!“

Ich spritze wieder Adrenalin.

Wieder warten, dann wieder EKG-Kontrolle. Nichts.

Ohne Unterlass setzen wir unser Bemühen fort, Edith wieder zurück ins Leben zu holen. Herzdruckmassage, Beatmung, Adrenalin, Absaugen, EKG, Adrenalin...

Vergeblich. Nach über einer Stunde brechen wir unsere Anstrengungen ab.

Edith ist tot.

Mit gerade mal 38 Jahren gestorben.

Wir kamen zu spät. Scheiß Tag.

PS: Nachdem ich die notwendigen Dokumente ausgefüllt habe, spreche ich nochmal mit dem Feuerwehr-Chef. Er berichtet mir etwas abseits des Wildbaches, was sich wohl ereignet hatte: „Edith war mit ihrem Hund auf Gassirunde. Am östlichen Ufer ging diese Frau auch mit Hund“, und deutet dabei mit seinem Finger auf eine Dame auf der anderen Seite des Wildbaches. „‘Waldi‘ wollte den anderen Hund begrüßen und auf die andere Uferseite springen. Dabei hat er sich verschätzt und landete im Wildbach. An der blödesten Stelle, genau hier am Absatz. Edith ist ihm sofort hinterhergesprungen, als sie sah, dass ihr Hund drohte zu ertrinken. Die Hundehalterin von gegenüber hat das wohl alles beobachtet, hatte aber keine Chance, Edith vom anderen Ufer aus zu helfen. Sie hat dann mit ihrem Handy die

Rettung alarmiert. Edith ist es noch mit letzter Kraft gelungen, ihren Hund aus dem Strudel zu befreien, bevor sie selbst in die Tiefe gesogen wurde, während ‚Waldi' sich ans Ufer rettete."

Hab' Flugzeuge in meinem Bauch

Hannover, Anfang der 2000er Jahre. Am Nachmittag gegen 17 Uhr piept es gleichzeitig bei Heinz und mir in der Hosentasche.

„männlich, Mitte 20, laufende Reanimation" steht auf dem Display des Melders.

Puls 180. Von jetzt auf gleich.

Hastig ziehen wir unsere Stiefel und Einsatzjacken an und laufen zum Notarztauto. Trotz Blaulicht und Martinshorn geht es nur quälend langsam entlang der Herrenhäuser Gärten: Einzelne Verkehrsteilnehmer scheinen uns völlig zu ignorieren.

„Mann, Oppa, mach dich aus dem Weg!", schreit Heinz in Richtung des uns vorausschleichenden Opel Astra und spricht mir aus dem Herzen.

Nach acht Minuten erreichen wir zeitgleich mit dem Rettungswagen die uns von der Leitstelle genannte Adresse. Ein dreistöckiges Mehrfamilienhaus einer Arbeitersiedlung der niedersächsischen Landeshauptstadt. Flott nehmen wir unser

Equipment aus dem Kofferraum des VW-Busses und hasten zum Hauseingang. Dort empfängt uns ein gelangweilt dreinschauender, ungepflegter Mittdreißiger in schmuddeligem Jeansanzug.

„Dritte Etage rechts werdet Ihr erwartet!"

Tür auf und die Treppen hoch. Heinz wird versehentlich vom EKG des hinter ihm laufenden Sanis am Fuß getroffen, kommt ins Straucheln und stürzt samt Rucksack auf den zweiten Treppenabsatz. Ein kurzes „Sorry", dann rappelt er sich wieder auf.

Die rechte Wohnungstür im dritten Obergeschoss steht offen.

„Hallo? Jemand da? Wo müssen wir hin?"

Aus einem Zimmer in der Mitte des Flures höre ich ein „Hierher!"

Nach zwei, drei schnellen Schritten stehe ich in einem Raum, der mich sehr an meine Junggesellen-Studentenbude in Marburg erinnert: Wohn-, Schlaf- und Esszimmer in einem. Ein wichtiges Detail macht aber doch den Unterschied: In der Mitte des Raumes liegt Kevin, ein junger, hagerer, für die Jahreszeit zu braun gebrannter Mann, offenbar leblos. Über ihm kniet Sebastian. Er drückt kraftlos und viel zu langsam auf das Brustbein des Leblosen.

„Einer übernimmt das Drücken! Dann den Beatmungsbeutel für mich und das EKG fertig machen!“, sage ich zu den Sanis und weiter zum Ersthelfer:

„Was ist passiert?“

„Keine Ahnung. Kevin war es schon seit Mittag schlecht, und er hatte Kopfschmerzen. Gegen drei ist er auf die Toilette gegangen. Als er nach ‘ner knappen Stunde immer noch nicht wiederkam, hab‘ ich nach ihm geschaut. Da lag er dann zwischen Waschbecken und Toilette. Hat nicht mehr geatmet. Da hab‘ ich ihn hierher gezogen und sofort mit Erster-Hilfe angefangen!“

„Hier, nimm!“

Heinz gibt mir den Beatmungsbeutel. Schnell ein Blick in die Mundhöhle des Leblosen: Reste von Erbrochenem, die schnell mit den Fingern entfernt werden können. Jetzt drücke ich die Maske fest auf Kevins Gesicht und presse einige Male Sauerstoff in seine Lungen.

„Wie lange haben Sie schon gedrückt?“

„Eine halbe Stunde. Vielleicht etwas mehr. Ich habe ja Kraft und weiß, wie es geht! Dachte, das schaffe ich auch allein. Kevin hatte immer große Pupillen. Das ist ja gut. Habe ich im Fernsehen gesehen!“

Ich traue meinen Ohren nicht! Ein Blick in Kevins grüne Augen bestätigt das eben Gesagte. Die Pupillen sind weit. Riesig groß und ohne Reaktion auf mein Taschenlampenlicht. UND DAS IST NICHT GUT!

Der jüngere der beiden Sanis vom Rettungswagen schneidet fix Kevins Baumwollhemd auf, um danach die beiden EKG-Elektroden auf dessen Brustkorb zu kleben. Der erste Blick auf das EKG. Keine Herzaktion. Null-Linie.

„Weiterdrücken! Zugang und Adrenalin!"

„Hier haste schon mal den Tubus!", sagt Heinz und reicht mir den Beatmungsschlauch. Als ich mich über Kevins Kopf beuge und gerade den Rachenspatel in seinen Mund schieben will, sehe ich violette Flecke hinter seinem rechten Ohr und am Übergang vom Hals zum Nacken. Ich lege den Spatel nochmal kurz zur Seite und schaue mir die dunklen Areale genau an. Ganz deutlich: Violette Flecke umgeben von sonnengebräunter Haut. Kein Zweifel!

„Wir können aufhören! Kevin ist tot!"

Sebastian und die Sanis schauen mich fragend an.

„Hier, am Nacken und hinter den Ohren. Totenflecke!"

Fassungslosigkeit. Sebastian guckt betroffen zu Boden und beginnt zu weinen.

Ich bitte Heinz, die Polizei zu verständigen, wie es das Gesetz vorschreibt, wenn die Todesursache „ungeklärt“ oder „nicht natürlich“ ist.

Während die Sanis unser Material wieder zusammenräumen, sehe ich mich im Badezimmer um. Vor der Toilette ist eine Lache aus Erbrochenem. Sonst eigentlich nichts Besonderes. Ein normales, kleines Badezimmer denke ich und will den Raum schon verlassen, als mein Blick auf eine kleine Kugel fällt: Kaum größer als eine Pflaume, neben der Toilette. Bei näherem Betrachten erweist sie sich ein zugeknotetes, pralles Kondom...

PS: Nachdem ich die notwendigen Dokumente ausgefüllt hatte, habe ich mich noch bis zum Eintreffen der Polizei mit Sebastian unterhalten. Er erzählte mir, dass Kevin erst am Morgen seines Todestages von einem Costa-Rica-Urlaub zurückgekehrt sei. Und ja, irgendwas mit Drogen habe er wohl zu tun gehabt.

Die staatsanwaltlich angeordnete Obduktion hat dann meine Verdachtsdiagnose bestätigt. Kevin war ein sogenannter „body packer“, d.h. ein Drogenkurier, der in Kondomen eingepacktes Rauschgift schluckt und in seinem Magen-Darm-Trakt verborgen über Grenzen schmuggelt. Eines der insgesamt 15 Päckchen zeigte sich bei der gerichtlichen Leichenöffnung als undicht. Die laborchemische Untersuchung ergab, dass Kokain in den Kondomen abgefüllt war.

Kevins Darm hat die Droge dann nach und nach in die Blutbahn resorbiert, was nach Erreichen einer bestimmten Kokain-Konzentration im Blut erst zu Übelkeit, Kopfschmerzen und Erbrechen und dann zu seinem Tod durch Herzversagen führte..

Einmal Scheiße, immer Scheiße

Vorwort

"Fehler vermeidet man, indem man Erfahrung sammelt. Erfahrung sammelt man, indem man Fehler macht."

(Laurence Johnston Peter, amerikanischer Management-Berater)

Die folgende Geschichte soll ausdrücklich keine Kollegenschelte sein! Vielmehr habe ich sie aufgeschrieben, um mich auch selbst immer wieder daran zu erinnern, das eigene Handeln kritisch zu hinterfragen.

===========

Süddeutschland im Frühsommer 2009.

Heute war es ein ruhiger Tag auf unserer Rettungswache. Ein, zwei unspektakuläre Einsätze. Nichts Aufregendes.

Gegen 22.15 Uhr piept es bei Marcel und mir. Unsere Ruhe ist schlagartig zu Ende.

„Verlegung; Krankenhaus A - Schockraum >>> Krankenhaus B - Neurologie“

Mit Blaulicht erreichen wir das Krankenhaus im gegenüber gelegenen Stadtteil nach 15 Minuten. Der zur Verlegung bestellte RTW steht bereits vorm Krankenhaus. Ich nehme die Mappe mit den Notarztprotokollen und gehe zum Schockraum.

Als ich den Raum betrete, sehe ich eine Vielzahl von Pflegern, Krankenschwestern und Ärzten. In ihrer Mitte ist Albert. Der ältere Herr, vielleicht 80 Jahre alt, liegt auf der Krankentrage, hat einen Beatmungsschlauch im Hals, seine Augen sind geschlossen. Der Monitor zur Überwachung seines Kreislaufs gibt ein gleichmäßiges, ruhiges Piepsen von sich.

„Hallo, wir sind die Verlegungstruppe. Worum geht es denn?“

Eine jüngere Frau in Notarztkleidung tritt auf mich zu und berichtet mir über die Hintergründe:

„Ich wurde als Notärztin um 20.00 Uhr zu dem Patienten gerufen. Sein Sohn hatte beobachtet, wie er ohne Vorwarnung zu Hause plötzlich bewusstlos wurde und umfiel. Als ich nach circa 10 Minuten bei ihm war, hat er kaum noch geatmet und die Pupillen seiner Augen waren schon extrem weit. Ich habe ihn intubiert und dann hierher gebracht. Die erste

Computertomografie seines Kopfes in unserer Klinik hat eine Basilaris-Thrombose gezeigt."

Bei einer Thrombose der Arteria basilaris kommt es zu einem Verschluss einer wichtigen Arterie im Bereich des Gehirns. Diese Arterie versorgt den Hirnstamm, bei manchen Menschen zusätzlich das Kleinhirn und Anteile der hinteren Großhirnrinde (Sehrinde). Beim Verschluss dieses Blutgefäßes resultiert eine Minderdurchblutung der genannten Hirnareale, was zu typischen Ausfällen führt, u.a. Bewusstseinsstörung, Verlust des Atemantriebes (Stammhirn), Sehstörungen und Pupillenerweiterung (Sehrinde), Bewegungsstörungen (Kleinhirn). Die notärztlichen Maßnahmen beschränken sich in der Regel auf den möglichst schnellen Transport in eine auf Schlaganfälle spezialisierte Klinik (sog. Stroke Unit; Schlaganfall-Einheit). Dort wird rasch versucht, das verstopfte Blutgefäß wieder durchgängig zu machen, so dass das entsprechende Hirngebiet wieder mit Sauerstoff versorgt werden kann. Entweder passiert das mechanisch mittels eines Katheters oder chemisch mit „Blutpfropf-auflösenden Medikamenten" (Lysetherapie). Je mehr Zeit zwischen Schlaganfall und Stroke-Unit-Therapie vergeht, desto schwerwiegender sind die Folgen für das Gehirn (Lähmung, Koma, Tod). Knapp zusammengefasst: „Zeit ist Hirn! "

Die Ärztin berichtet weiter: „Wir haben dann anschließend auch noch ein CT der Halswirbelsäule gemacht."

„Warum?“, frage ich irritiert.

„Immerhin ist der Mann ja gestürzt!“

„Aber er trägt doch einen schützenden Halskragen!“

Die Ärztin zuckt schnippisch mit den Schultern. „Ich habe den Mann in Klinikum B zur weiteren Behandlung angemeldet.“

Ich schaue auf meine Uhr. Es ist jetzt 22.45 Uhr. Schon fast drei Stunden sind seit dem Ereignis vergangen.

Ich bitte Marcel und die beiden Sanis vom RTW, Albert auf unsere Trage zu legen und ihn an unseren Überwachungsmonitor und unser mobiles Beatmungsgerät anzuschließen.

„Wo ist die CD mit den Bildern der Computertomografie?“, frage ich die Ärztin.

„Wird gerade noch gedruckt. Sie müssen warten!“

Wieder vergeht Zeit...

Meine letzte Frage ist, ob Albert direkt auf die Stroke Unit gebracht werden soll oder zur Aufnahmestation.

„Nein, nein. Stroke!“, kommt die Antwort ohne jeden Zweifel.

Wir machen uns um 23.20 Uhr auf den gut 20 Kilometer weiten Weg in die Nachbarstadt. Dazu brauchen wir trotz Blaulicht und fast leerer Straßen nochmal eine gute Viertelstunde. Der Transport ist unkompliziert, Alberts Kreislauf stabil. Ein Blick in seine Augen: Riesige Pupillen, ich sehe fast nur schwarz. Als wir das Krankenhaus erreichen, erkläre ich dem RTW-Fahrer den Weg über das verwinkelte Klinikgelände, um ohne Zeitverlust direkt zur Stroke Unit zu gelangen. Schnell Albert ausladen, Fahrstuhlknopf drücken, dann hoch in die erste Etage. Es ist 23.40 Uhr, als wir in die verdutzten Augen der diensthabenden Krankenschwester schauen.

„Nein, bei uns ist niemand angemeldet! Warten Sie kurz, ich rufe mal unsere Ärztin an!"

Wieder warten.

„Sie werden nicht hier, sondern auf der Aufnahme erwartet!"

Bitte lieber Gott mach, dass das alles nur ein Traum ist!

Endlose Wege durch das Krankenhaus. Wir erreichen um kurz vor Mitternacht die Aufnahmestation. Fast vier Stunden nach dem Ereignis!

„Da sind Sie ja endlich! Ich erwarte Sie schon dringend!"

Albert wird sofort von den Mitarbeitern der Neurologie in den Eingriffsraum gebracht, wo unmittelbar mit der wichtigen Therapie begonnen wird.

PS: Die Lysebehandlung konnte den Blutpfropf in der Arterie rasch auflösen. Leider zu spät. Alberts Gehirn war bereits derart geschädigt, dass er nach zwei Tagen auf der Intensivstation verstarb. Das Bewusstsein hatte er nicht mehr wiedererlangt.

PPS: Notfallmedizin birgt besonders fiese Fallstricke. Die Gründe sind vielfältig: Wir haben kaum Informationen zu unseren Patienten. Ebenso sind unsere diagnostischen Möglichkeiten sehr eingeschränkt, umfassen kaum mehr als unsere Sinne.

Was hätte in diesem Fall besser laufen können?

Zunächst sollte ein Patient immer in die "nächste geeignete" Klinik gebracht werden. Ein Patient mit einer Hirnschädigung als Hauptverdachtsdiagnose (was bei den weiten Pupillen auf der Hand lag) also wohl immer in ein Krankenhaus mit einer neurologischen Abteilung. Bei Verdacht auf eine Hirnblutung wird eine neurochirurgische Abteilung benötigt. Albert wurde zunächst in ein Krankenhaus gebracht, dem diese Abteilungen fehlen.

Der nächste Grundsatz, der in der Klinik A übersehen wurde, lautet: "Treat first what kills first" - behandle zuerst, was zuerst tötet. In diesem Fall hätte das bedeutet, Albert sofort nach Kenntnis der Diagnose "Basilaristhrombose" in eine geeignete Klinik zu verlegen. Sicher nicht, erst noch die Halswirbelsäule langwierig zu untersuchen.

Schlussendlich sollte die Kommunikation an den Schnittstellen (Krankenhaus / Rettungsdienst) eindeutig sein. So hätten wir keine Zeit verloren, wenn uns der richtige Zielort angegeben worden wäre.

PPPS: Eine andere Erfahrung in Kliniken lautet: „Einmal Scheiße, immer Scheiße!“ Bedeutet: Wenn erstmal etwas verkehrt gelaufen ist (in diesem Fall falsches Krankenhaus), dann gibt es eine große Chance, dass weitere Behandlungen misslingen (unnötige, zeitraubende Untersuchung; falscher Zielort). Murphys Gesetz?

Jenni - fast allein zu Haus

Jenni wälzt sich von links nach rechts. Immer und immer wieder wirft sie ihren Körper von Schmerzen getrieben im Bett hin und her. Sie krümmt sich in einem Moment und presst ihre Hände auf ihren Unterbauch. Sekunden später bäumt sie sich auf. Ihre Augen weit aufgerissen, grunzt sie vor Schmerzen.

Furchtbar. Was ist passiert?

Süddeutschland 1999. Eine ruhige Schicht auf Wache 1 geht zu Ende. Frank und ich mussten nur zweimal mit dem Notarztauto ausrücken. Routinefälle: Ein Herzinfarkt und ein Schlaganfall. Jetzt bereiten wir uns langsam auf den Feierabend vor: Mülleimer leeren, Geschirrspüler ausräumen, Betten abziehen. Um 19 Uhr beginnt die neue Schicht. Unsere Ablöse sollte jeden Moment kommen.

Doof nur, dass es jetzt um 18.35 Uhr piept.

„weiblich, 14, unklares Abdomen“

Mit Blaulicht und Martinshorn kämpfen wir uns durch satten Berufsverkehr und benötigen beinahe 15 Minuten bis zur angegebenen Adresse in einem gutbürgerlichen Stadtteil der Metropole. Der Rettungswagen ist wohl nur kurz vor uns eingetroffen. Die beiden Sanis laden gerade erst ihr Rettungsmaterial aus.

Ich schnappe mir die Medikamententasche und gehe in Richtung des Reihenhauses. Eine circa 40-jährige Frau steht an einer geöffneten Haustür und bittet mich herein.

„Kommen Sie, schnell. Unserer Tochter Jenni geht es nicht gut. Sie jammert schon seit heute Mittag, als ich von der Arbeit heimgekommen bin. Gerade eben hat sie sich gekrümmt vor Schmerzen!“

Ich folge der Frau bis zu einem Raum, aus dem grunzende Laute kommen. An der Zimmertür hängt ein Schild. „Hier wohnt Jenni!“ Daneben das Foto eines jungen Mädchens.

Zusammen mit der Mutter betreten die Sanis und ich das Kinderzimmer. Jenni bemerkt uns offenbar nicht, wälzt sich in ihrem Bett hin und her.

„Hallo, wir sind vom Rettungsdienst, was tut dir denn weh?“, frage ich sie.

Ihre Antwort ist ein einziges Grummeln. Ich verstehe sie nicht.

„Jenni ist seit ihrer Geburt geistig behindert. Sie kann nicht sprechen!“, gibt mir die Mutter einen wichtigen Hinweis.

„Wissen Sie, wann die Schmerzen begonnen haben?“

„Mein Mann und ich lösen uns immer mit der Betreuung von Jenni ab. Als ich von der Frühschicht kam, hat sie gerade angefangen zu wimmern. Vorher war scheinbar noch alles in Ordnung. Mein Mann hat nichts Besonderes erzählt, als er zur Arbeit ging.“

Ich setze mich zu Jenni ans Bett und versuche, sie mit leiser Stimme zu beruhigen. Das geht gründlich in die Hose. Wie ein scheues Reh verkriecht sie sich in der hintersten Ecke ihres Bettes.

Jennis Mutter kommt mir zur Hilfe.

„Jenni Schatz, zeig dem Doktor mal deinen Bauch. Wo tut es dir weh?“

Nichts. Jenni bewegt sich zunächst keinen Millimeter. Dann durchzuckt sie erneut ein heftiger Schmerz. Mist. Was können wir tun?

Ich bitte Frank und die beiden Jungs vom Rettungswagen, Jenni an den Überwachungsmonitor anzuschließen. Das gelingt den drei erfahrenen Sanitätern trotz mehrfacher Versuche nicht. Jenni wehrt sich mit Händen und Füßen, immer wieder auch unterbrochen durch ihr Aufbäumen in den Schmerzattacken. So haben wir offensichtlich keine Chance, Jenni zu helfen. Sie lässt uns nicht an sich heran.

Ich bitte Frank, Dormicum als „Nasentropfen" aufzuziehen. Dieses Beruhigungsmittel kann in speziellen Situationen auch in die Nase getropft werden. Die Nasenschleimhaut resorbiert das Medikament in die Blutbahn, so dass es zum Gehirn gelangen und dort wirken kann. Als Frank das Medikament parat hat, erkläre ich der Mutter meinen Plan. Sie möge ihrer Tochter die „beruhigenden Nasentropfen" verabreichen. Nach kurzer Wartezeit, wenn Jenni dann schläfrig geworden ist, würden wir die junge Patientin an unseren Überwachungsmonitor anschließen, einen Tropf legen, Schmerzmittel geben und sie dann schnell in eine Klinik bringen.

So passiert es dann. Nachdem Jennis Mutter die „Nasentropfen" verabreicht hat, dauert es gut fünf Minuten, bis das Mädchen beinahe einschläft. Jetzt wird Jenni schnell verkabelt. EKG, Blutdruck, Sauerstoffgehalt im Blut. In der Zwischenzeit lege ich mit Franks Hilfe einen Tropf.

Dann endlich eine erste Untersuchung von Jennis Bauch. Vorsichtig taste ich den Bauch ab. Der Unterbauch ist hart wie Stein. Keine Frage: Eine fetzige Bauchfellentzündung. Die Ursache dafür bleibt zunächst unklar. Kann tausend Gründe haben: Entzündungen oder Verletzungen der Organe des Unterbauches.

„Bitte Novalgin und Buscopan!“

Frank macht die beiden Medikamente rasch fertig.

„Blutdruck 100 zu 50, Puls 140, Sättigung 98%!“

„Danke!“, entgegne ich dem älteren der beiden RTW-Sanis.

Nachdem ich Jenni die beiden Medikamente gespritzt habe, legen wir sie gemeinsam vorsichtig auf unsere Trage.

„Wir bringen ihre Tochter in das Heilig-Geist-Krankenhaus. Da ist alles unter einem Dach: Chirurgie, Kinderheilkunde, Gynäkologie, Urologie.“

Mit Blaulicht und Martinshorn ist Jenni 20 Minuten später in der genannten Klinik.

PS: Der Grund für Jennis Unterbauchschmerzen ist gleichermaßen unfassbar wie erschreckend. In der Klinik wurde eine Eileiter-Schwangerschaft festgestellt. Als Verursacher der Schwangerschaft wurde später Jennis Vater identifiziert. Er hatte seine behinderte Tochter über Jahre sexuell missbraucht. Wohlwissend, dass sie nie darüber reden wird...

Die letzte Fahrt

Diese Story ist ein Gastbeitrag - ausdrücklich nicht von mir! Sie ist die Erinnerung von Christian Mandel (44) aus Hohenlockstedt. Das Interview, das dem Text zugrunde liegt, wurde von Kay Müller geführt. Der Text ist in der Schleswig-Holstein-Zeitung erschienen. Der Abdruck erfolgt mit freundlicher Genehmigung.

Quelle: https://www.shz.de/18755866 ©2018

Ich weiß noch genau, was ich zuerst gedacht habe: „Muss das jetzt sein?“ Die Leitstelle hatte unseren Rettungswagen im September 2010 zu einem Krankentransport geschickt – und das an einem Freitagnachmittag, kurz vor Feierabend. Dabei sind solche Transporte doch planbar, dafür hätte man mich und meinen Kollegen nicht unnötig Überstunden machen lassen müssen.

Es war nicht das erste Mal, dass ich jemanden ins Hospiz gefahren habe. Ich habe auch objektiv viel dramatischere

Erlebnisse gehabt. Bei mehreren tausend Einsätzen, die ich bis dahin in meiner damals 15-jährigen Arbeit als Rettungsassistent erlebt habe, war ich bei schweren Unfällen und Feuern. Ich habe Tote und Verletzte gesehen. Ich habe Patienten auf der Trage in unserem Wagen verloren, auf der vielleicht Stunden später eine Frau ein Kind zur Welt gebracht hat. Leben und Tod sind in unserem Job oft nah beieinander – am meisten habe ich das aber bei diesem vermeintlich leichten, 37 Kilometer langen Krankentransport aus einer Gemeinde bei Itzehoe nach Elmshorn ins Hospiz gespürt.

Vielleicht hätten wir es ahnen können – und ein wenig verwundert waren mein Kollege und ich schon, als wir auf dem Melder lasen, dass die Patientin noch einmal durch ihren Garten geführt werden wollte. Als wir bei ihrem Haus ankamen, wartete eine etwa 75-jährige Frau mit ihrer Familie auf uns. Die Situation war irgendwie angespannt. Und ich begriff plötzlich, dass das hier ein Abschied war. Wir haben die Frau in unseren Tragesitz hinüber gehoben und sind mit ihr noch einmal durch die Räume ihres Hauses gegangen. Wenn ich daran denke, bekomme ich immer noch Gänsehaut – aber ganz positiv. Unsere Patientin hatte Krebs im Endstadium, sie wirkte sehr gefasst. Sie zeigte uns im Garten ihre Blumen, zu jeder Ecke konnte sie eine Geschichte erzählen. Das hat mich sehr berührt, weil sie und ich und alle anderen dort wussten, dass sie diesen Ort nie wieder sehen würde. Plötzlich waren uns die

Überstunden egal, wir haben uns lange Zeit genommen für den Rundgang, weil wir spürten, dass das hier wichtiger war als unser pünktlicher Feierabend.

Bevor wir losfuhren und die Patientin schon im Rettungswagen lag, wollte ihre Familie noch einmal zu ihr. Mein Kollege und ich sind ausgestiegen und haben gewartet bis sich die Familie verabschiedet hatte. Als sie herauskamen, hatten fast alle Tränen in den Augen. Das berührt mich noch heute.

Der Ehemann ist mitgefahren, hat ihre Hand gehalten und fast nur geschwiegen. Während des 40-minütigen Transports haben seine Frau und ich uns unterhalten. Dazu muss ich sagen, dass es bei vielen Fahrten oft nur Smalltalk gibt. Und man hat manchmal auch Patienten, die man möglichst schnell wieder loswerden will. Bei diesem Transport war das anders: Für mich hätte der auch bis München gehen können – so intensiv war das Gespräch.

Die Frau wusste, dass es ihre letzte Fahrt sein würde. Sie war tapfer, dabei hat sie sich sicher auch gequält. Aber sie war vorbereitet auf ihren letzten Weg, hatte ihren Frieden gefunden. Sie hat voller Freude von ihrer Goldenen Hochzeit erzählt, die sie kurz vorher noch feiern konnte. Wir haben über Werte gesprochen, über das, worauf es wirklich ankommt im Leben. Und wir haben über den Tod geredet – und das, was danach kommt. Viele Menschen klammern sich ans Leben, sie wirken verkrampft, sie fürchten den Sterbeprozess. Unsere Patientin hat gesagt: „Ich habe keine Angst.“ Das hat mich tief bewegt. Auch Jahre später muss ich noch daran denken.

Im Hospiz sind wir alle nett aufgenommen worden, die Pflegerinnen haben sich gleich liebevoll um das Ehepaar gekümmert. Sie waren zwar Patienten, aber wurden Gäste genannt. Wir haben die Frau auf ihr Bett umgelagert, und ich weiß noch, dass ich diesmal nicht wie sonst so häufig „Gute Besserung“ sagen konnte. Was ich genau gesagt habe, weiß ich heute nicht mehr. Sinngemäß so etwas wie: „Alles Gute auf dem Weg, den Sie jetzt gehen.“

Als mein Kollege und ich aus dem Zimmer gingen, merkte das Hospizpersonal wohl, dass dies für uns kein gewöhnlicher Einsatz war. Wir haben im Aufenthaltsraum einen Kaffee bekommen, und ich weiß noch, dass ich dort vor Rührung und Respekt vor meiner Patientin geweint habe.

In der Regel haben wir nur kurze Momente mit den Patienten, für eine persönliche Beziehung bleibt oft keine Zeit. Das hilft uns aber auch, Abstand zu gewinnen, traumatische Ereignisse nicht zu nah an uns heranzulassen. Heute bin ich froh, dass wir bei Bedarf professionelle psycho-soziale Unterstützung bekommen können. Denn auch wenn wir vom Rettungsdienst manchmal so hart tun, bin ich sicher, dass viele von uns unter der Schale einen ganz weichen Kern haben, den man aber nicht immer beschützen kann. Wir sind auch nur Menschen, die mitfühlen können und sollen, und keine Rettungsroboter.

Damals brauchte ich zum Glück keine professionelle Hilfe, ich konnte ruhig schlafen, ich habe normal gearbeitet, irgendwann auch nicht mehr so häufig an die Frau gedacht. Erst als ich ein paar Wochen später die Zeitung aufschlug und ihre Todesanzeige sah – da waren plötzlich viele Emotionen wieder da und mir kamen erneut die Tränen. Ich wusste aber auch: So lange du so empfinden kannst, schlägt dein Herz am richtigen Fleck.

Heute ist das alles etwas verblasst, aber es gibt Momente, in denen ich gerne an den Einsatz zurückdenke. Wenn ich etwa an dem Haus der Patientin vorbeikomme oder wenn ich Bilder aus einem Hospiz anschaue. Und immer sehe ich das Gesicht der Frau vor mir, als wir uns verabschiedet haben. Es war so friedlich – und bei aller Tragik war dieser Moment auch schön. Ich bin dankbar, dass ich diese Fahrt machen durfte.

https://www.shz.de/regionales/schleswig-holstein/rettungsassistent-aus-hohenlockstedt-berichtet-die-letzte-fahrt-id18755866.html

Das Kleingedruckte

Früher Abend im Herbst 2013.

Es piept, als ich gerade unter der Dusche stehe. Von oben bis unten voll Schaum. Murphys Gesetz!

In aller Eile und so gut es eben geht abduschen, abtrocknen und rein in die neuen Klamotten. Mit halbnassen Füßen in frische Strümpfe schlüpfen - eines der letzten Abenteuer dieser Welt...

„Bewusstseinsgestörte Person, weiblich, 71, Seniorenheim Agathe" steht auf dem Display des Piepers.

Als ich endlich mit nassen Haaren in der Fahrzeughalle vor dem Notarztauto stehe, schaut mich Thilo ungeduldig an.

„Na Doktor, noch beim Friseur gewesen?"

Mit Blaulicht und viel Martinshorn geht es in den Nachbarort. Acht Kilometer in mehr als 20 Minuten dank unendlich vieler Zuckerrübenlaster. Der gleichzeitig alarmierte Rettungswagen hatte zum Glück eine deutlich kürzere Anfahrt.

Als wir das Seniorenheim erreicht haben, schnappe ich den Medikamentenkoffer und eile zusammen mit Thilo zum Haupteingang. Hier werden wir bereits von einer Mitarbeiterin des Heimes erwartet und in das zweite Obergeschoss zum Zimmer der "bewusstseinsgestörten Person" begleitet. Meine

Frage nach dem Grund des Notrufes beantwortet die junge Frau mit Schulterzucken und: „Ist nicht meine Station“.

Ilse liegt im Bett. Ihr faltiges Gesicht ist eingefallen und ihre Augen sind geschlossen. Trotz Sauerstoffsonde in der Nase sind ihre Lippen violett.

„Endlich seid ihr da! Die alte Dame hier schnauft seit gestern immer schlechter und schläft nur noch, obwohl sie erst vor drei Tagen aus dem Krankenhaus entlassen wurde. Bis heute Morgen konnte man sich noch mit ihr unterhalten. Die Pflegekräfte wussten jetzt nicht weiter und haben 112 angerufen. Wir haben erst mal die Kreislaufwerte gemessen, ein EKG geschrieben und Sauerstoff gegeben!“, berichtet Vieze, einer der beiden Sanis vom Rettungswagen.

„Was habt ihr für Werte gemessen?“

„Blutdruck 100 zu 50, Puls 88, Blutzucker 110, Sauerstoffsättigung 83%!“

„Ui, 83% ist wenig! Da würde ich auch nur pennen!“, meint Thilo aus dem Hintergrund.

„Die Atemwege sind in Ordnung? Nichts im Rachen, was das Einatmen behindern könnte?“, frage ich bei Vieze nach.

„Habe ich doch als Allererstes nachgesehen. Ich schlafe nicht aufm Baum!“, entgegnet er fast etwas beleidigt.

Ilse atmet zu langsam. Vielleicht sieben oder acht Mal pro Minute. Normal wären 10, eher 12 Atemzüge. Mit dem Sauerstoff in der Nase kommt sie jetzt auf 90%. Das EKG ist unauffällig. Blutdruck und Blutzucker sind normal.

„Habt ihr in ihre Pupillen geschaut?"

„Alles ok. Schön rund und eher zu klein als zu groß."

Ich wende mich an die betreuende Pflegekraft.

„Haben Sie irgendwas Besonderes bemerkt? Hat die Dame gekrampft? Über Kopfschmerzen oder Übelkeit geklagt? Sonst irgendwelche Beschwerden geäußert?"

„Bei mir nicht", antwortet der junge Pfleger.

„Und zu ihren Kollegen?"

„In der Kurve steht nichts und bei der Pflegeübergabe heute Mittag hieß es nur, dass Ilse palliativ ist!"

„Warum palliativ?", hake ich schnell nach.

„Weiß ich nicht, ich hatte Urlaub!"

Palliative Behandlung hat im Gegensatz zur kurativen Behandlung nicht die Heilung einer Erkrankung zum Ziel. Sie wird angewendet, wenn die Heilung ausgeschlossen ist (z.B. bei fortgeschrittener Krebserkrankung). Die Palliativtherapie hat u.a. die Linderung von Schmerzen zum Ziel.

„Eine Bombenhilfe der Junge!“, denke ich, verkneife mir aber einen Kommentar.

Ich gehe zu Ilse ans Bett und spreche sie an.

„Hallo, guten Tag, können Sie mich hören?“

Nix. Keine Antwort. Ich stupse Ilse an.

„HALLO!!! Hören Sie mich?“

Sie öffnet die Augen einen Spalt breit, was ihr sichtlich schwerfällt.

„Wir sind vom Rettungsdienst. Tut Ihnen etwas weh?“

Ilse schüttelt den Kopf. Und schon fallen ihr die Augen wieder zu.

„Gibt's einen Arztbrief vom letzten Krankenhausaufenthalt? Einen Medikamentenplan?“, wende ich mich nochmal an den Pfleger.

„Ja, hier!“

Er gibt mir ein Dokument mit der Überschrift "vorläufiger Entlassungsbericht". In Windeseile überfliege ich die im Brief genannten Diagnosen. Herzschwäche, Nierenschwäche, Altersdemenz, Arteriosklerose usw. Die ganze Palette an typischen Erkrankungen des Alters. Aber keine einzige fortgeschrittene Erkrankung, die Ilse „palliativ“ werden lässt.

Die genannten Medikamente erklären Ilses Zustand ebenfalls nicht.

Hier im Seniorenheim kommen wir nicht weiter. Die alte Dame muss ins Krankenhaus gebracht werden, wo dann mittels Laboruntersuchungen und Computertomografie etc. eventuell die Ursache ihrer Schläfrigkeit gefunden und behandelt werden kann.

„Wir bringen Ilse zurück in die Klinik, wo sie bis vor kurzem war!“

Thilo legt Ilses Bettdecke beiseite. Da entdecken wir eine Infusionsleitung, die über Ilses Beinen verläuft.

„Was ist denn das?“, fragt Thilo und verfolgt die Infusionsleitung in beide Richtungen. Das eine Ende der Leitung endet mit einer speziellen Spritzkanüle in Ilses rechtem Oberschenkel. Das andere Ende der Leitung führt zu einem kleinen, grünen Kasten mit bunten Leuchtdioden, der zwischen Ilses Füßen liegt.

Eine Morphiumpumpe!

Das erklärt Ilses Zustand: Zu langsame Atmung, Schläfrigkeit und wie Vieze sagte "eher zu enge Pupillen".

Morphium ist ein sehr starkes Schmerzmittel, das auch in der Palliativmedizin gerne eingesetzt wird. Es macht als

Nebenwirkung u.a. eine Engstellung der Pupillen und eine Minderung des Atemantriebes.

Ich gucke den Pfleger an, der schnell meinem Blick ausweicht und auf den Fußboden schaut.

„Wieso hat die Dame eine Morphiumpumpe?“, frage ich den jungen Mann.

„Äh, ja, äh, ich weiß auch nicht so genau. Kann sein, dass der Palliativdienst die Pumpe bei Ilse heute Mittag angelegt hat.“

Ich verstehe jetzt gar nichts mehr: Im Entlassungsbrief steht unter den Diagnosen nichts, was eine Morphium-Dauertherapie erklären könnte. Der Palliativdienst montiert dennoch eine Spritzenpumpe. Und von all dem weiß der junge Herr im Pfleger-Shirt nichts...

„Mach mal Narcanti fertig!“, bitte ich Thilo, der mir Minuten später die Spritze mit dem Gegenmittel für Morphiumvergiftungen reicht. Kurze Zeit, nachdem ich das Medikament gespritzt habe, macht Ilse die Augen auf und fragt uns, was denn los sei.

Ich erkläre ihr kurz die Situation und dass wir sie zur Überwachung ins Krankenhaus mitnehmen müssen.

Eine halbe Stunde später sind wir in der genannten Klinik. Ich gehe zur diensthabenden Ärztin und beginne mit meiner

Übergabe. Schon als ich den Namen der Patientin sage, unterbricht mich die Kollegin:

„Och nee, nicht schon wieder. Ilse haben wir doch gerade erst entlassen. Ihr Dickdarmkrebs ist doch schon so weit fortgeschritten. Metastasen im ganzen Körper. Wir hatten doch extra den Palliativdienst zur Schmerzbekämpfung und Betreuung eingeschaltet!"

„Und warum steht das nicht im Entlassungsbrief?", frage ich sichtlich irritiert.

„Steht nicht drin?", fragt sie verwundert.

„Bei den Diagnosen jedenfalls nicht! Und da wäre es ja ganz gut aufgehoben!", sage ich mit ironisch-bissigem Unterton.

Die Kollegin setzt sich an den Computer, tippt und macht und tut. Und dann:

„Oh, sorry! Der Kollege, der den Brief geschrieben hat, ist gerade frisch von der Uni und neu bei uns. Er hat versehentlich die wichtigste Diagnose ganz zuletzt genannt und wohl außerdem auch einen Formatierungsfehler gemacht. Der Dickdarmkrebs steht hier ganz unten in der Fußzeile bei den Krankenhauskontaktdaten. Sozusagen im Kleingedruckten..."

Mir fehlen die Worte.

Ilse hat eine unheilbare, schmerzvolle Erkrankung und steht kurz vorm Tod. Sie ist dabei (gewollt oder nicht), friedlich und schmerzfrei dank Morphium für immer einzuschlafen. Und wir „Deppen“ holen sie auf Grund fehlender Informationen und planloser Betreuer zurück.

Irre Zustände. Ich möchte Feierabend machen.

Knockin’ on heaven’s door

2007. Süddeutschland.

Gerda sitzt allein am Küchentisch. 42 Jahre war sie mit Karl verheiratet, hat gemeinsam mit ihm vier Kinder großgezogen, ging mit ihm durch dick und dünn. Als sie eines Tages vor knapp zwei Jahren morgens um halb acht wach wurde, kuschelte sie sich - so wie jeden Tag - noch einmal an ihren Mann. Diesmal aber erschrak sie. Alles war anders! Karl war kalt und steif. Er lag tot neben ihr im Bett.

Seither hat sie mit der Welt abgeschlossen.

Tränen laufen über ihr faltiges Gesicht, als sie auf die 30 Tabletten schaut, die der Hausarzt ihr gegen die Trübsal verordnet hat und die jetzt vor ihr liegen...

Ronny sehe ich kaum. Er ist heute Fahrer des Notarztwagens und sonst immer im „Wohnzimmer“ der Rettungswache vor der Glotze zu finden. Seine Kollegen machen sich schon lustig. „Party-Löwe“ wird er nur noch genannt, seitdem er scheinbar ununterbrochen an seinem Laptop sitzt und das Fest zu seinem 30-Jährigen plant: Tanzsaal, Gästeliste, Musik, Deko und Essen. Alles muss bedacht werden...

Um 11 Uhr vormittags wird Ronny aus seinen „Sitzordnungsgedankenspielen“ gerissen. Wir kriegen einen Alarm.

„Bewusstseinsgestörte Patientin, 68, V.a. Intoxikation, Klein Sassen“

„Hab‘ ich ja noch nie gehört. Wo müssen wir hin? Klein Sassen?“, frage ich Ronny.

„Liegt am äußersten Zipfel unseres Landkreises. Danach kommt nur noch Wald. Outback!“

„Wie lange brauchen wir?“

„Knappe halbe Stunde. Wenn es gut läuft. Aber ein RTW steht in Groß Tielen. Der ist viel schneller da.“

Ronny hat gut geschätzt. 24 Minuten nach Alarmierung stehen wir vor dem kleinen Backsteinhaus. Ich schnappe mir die Protokollmappe und die Medikamente und gehe raschen Schrittes durch den Vorgarten zur offenstehenden Haustür.

„Hallo? Wo müssen wir hin?“, rufe ich in den Hausflur.

„Erste Etage!“, antwortet es knapp.

Schnell die zwei Treppen hoch. Aus einem der hinteren Zimmer höre ich Geräusche.

„Hierher!“, ertönt eine Stimme.

Wir hasten den Flur entlang. Dann stehen Ronny und ich vor einem Schlafzimmer, in dem die beiden Sanis vom Rettungswagen und eine Mitvierzigerin an Gerdas Bett stehen.

„Moin, worum geht es denn?“, frage ich in die umstehende Runde.

Der ältere der beiden Rettungsassistenten berichtet: „Gerdas Tochter kam wie jeden Tag gegen 11 Uhr zu ihrer Mutter, um später gemeinsam mit ihr Mittag zu essen. Anders als sonst lag Gerda aber noch im Bett, total schläfrig, kaum wach zu kriegen. In der Küche auf dem Tisch fand die Tochter dann wohl den Grund der Müdigkeit: Eine offene Medikamentenpackung, daneben drei Tablettenstreifen mit je zehn leeren Fächern.“

„Die waren gestern noch voll. Ganz sicher! Ich stelle meiner Mutter jeden Tag die Tabletten!“, ergänzt die Tochter und reicht mir eine leere Packung, auf der „Venlafaxin - Antidepressivum“ steht. Ich kenne das Medikament nicht.

„Ok, wie sind die Kreislaufwerte?“

„Sie ist ein bisschen zu schnell unterwegs. Puls 135. Sie atmet aber ordentlich, Sauerstoffsättigung 97%. Blutdruck, EKG und Blutzucker sind auch in Ordnung."

„Tropf liegt?"

„Linke Ellenbeuge. Läuft gut."

„Habt ihr schon beim Giftnotruf angerufen?"

„Dazu hatten wir noch keine Zeit. Wäre jetzt dann dran gewesen."

„Ronny, bitte ruf mal da an und gib mir das Telefon, wenn du jemanden erreicht hast. Ich untersuche Gerda in der Zwischenzeit."

Ronny nickt und geht mit dem Handy vor die Tür.

Gerda liegt schlafend vor mir. Meine laute Anrede kann sie nicht erwecken. Ich rüttele an ihren Schultern. Aus müden Augen sieht sie mich jetzt an.

„Guten Morgen. Wir sind vom Rettungsdienst. Wie viele Tabletten haben Sie denn heute Morgen geschluckt?"

Gerda quält sich ein „viele" heraus, um danach sofort wieder einzuschlafen.

Ich öffne ihr die Augen und überprüfe rasch den Pupillenreflex. Auch in Ordnung.

Sie atmet ruhig und ausreichend tief. Ihr Puls ist wie vom Sani beschrieben schnell, aber gut tastbar.

„Hier, die Giftnotrufzentrale!", sagt Ronny und gibt mir das Telefon.

„Guten Tag, ich habe schon gehört, 30 Tabletten Venlafaxin 75. Das ist mehr als das Fünffache der Tageshöchstdosis!"

„Gibt es Gegenmittel?", frage ich die freundliche Dame am anderen Ende der Leitung.

„Eigentlich nicht. Je nachdem, wann die Tabletten eingenommen wurden, hilft eine flotte Magenspülung oder medizinische Kohle. Bei Ihnen ist das aber zu lange her."

„Also, was sollen wir tun?"

„Die Patientin muss auf eine Intensivstation. Die nächsten 72 Stunden engmaschig überwacht werden. Das Problem dieser Art Antidepressiva sind unter anderem drohende Herzrhythmusstörungen. Von einer Minute auf die andere bleibt das Herz stehen..."

Ich bedanke mich bei der Dame und dränge die Sanis dann zur Eile.

„Wir müssen hier jetzt ein bisschen Gas geben. Und dann ab nach Tübingen in die Uniklinik. Wie lange brauchen wir dahin?"

„Sicher 35 Minuten. Eher 40!", entgegnet mir der jüngere Sani vom RTW.

Schnell packen die Sanis das Rettungsmaterial zusammen, während Gerda von mir telefonisch in der Uniklinik angemeldet wird. Ich berichte dem Kollegen schnell die Hintergründe.

„O là là, wir erwarten euch in der Inneren Notaufnahme".

Bevor es mit dem Rettungswagen losgeht, bitte ich die Sanis, Gerda noch Elektroschock-Elektroden auf den Brustkorb zu kleben und eine Spritze mit Adrenalin fertig zu machen. Nur zur Sicherheit. Man weiß ja nie... Dann geht es mit Blaulicht über Landstraßen in Richtung Unistadt.

Wir sind noch keine fünf Minuten unterwegs, da wird Gerda von einem heftigen Krampfanfall durchgerüttelt.

„Halt mal an!", rufe ich dem RTW-Fahrer durch die geöffnete Luke zu. Den Rettungsassistenten bitte ich, „Dormicum" in einer Spritze aufzuziehen.

Gerda krampft und krampft. Ihr Gesicht ist bis zur Unkenntlichkeit verzerrt. Schleimblasen treten aus Mund und Nase. Sie pinkelt sich in die Hose.

Kurze Zeit später gibt mir der Sani die Spritze. Nach zwei Milligramm des Medikamentes und einer Minute Wartezeit wird Gerda ruhiger, liegt schließlich wieder entspannt auf der Trage.

Wir setzen unsere Fahrt fort. Ich blicke wie gebannt auf das EKG. Alles in Ordnung soweit, nur unverändert ein zu schneller Puls. Gerdas Herz schlägt rund 140 Mal pro Minute.

Nach gut 25 Minuten Fahrt erreichen wir die Stadtgrenze Tübingens. Zack. Eine Extrasystole ist auf dem EKG zu sehen, ein einzelner, unrhythmischer Herzschlag, einer außerhalb der Reihe.

„Haste gesehen?", frage ich den Sani und zeige auf den EKG-Monitor.

Er nickt.

„Hoffentlich sind wir gleich da!", murmele ich leise.

Wir erreichen nach 40 Minuten die Innere Notaufnahme der Uniklinik. Ich erzähle dem Internisten nochmal schnell, was passiert ist, dass Gerda zwischendurch einen Krampfanfall hatte und eine einmalige Extrasystole während des Transportes. Dann bedanke ich mich für die schnelle Annahme der Patientin und verabschiede mich.

Zurück am Auto fällt mir auf, dass ich vergessen habe, das Notarzt-Protokoll abzugeben. Ronny meint nur: „Meine Mutter hätte gesagt: ‚Was macht nicht im Koppe hat, das hat man in den Beinen!'", und grinst.

Also nochmal zurück in die Notaufnahme. Als ich dort ankomme, beginnt der Überwachungsmonitor zu piepen, an den Gerda jetzt angeschlossen ist.

Und piept und piept und piept.

„Reanimation!", brüllt der Kollege von der Inneren Medizin nach kurzem Blick auf das EKG.

Von überall kommen Krankenschwestern und Ärzte angelaufen und beginnen mit den Wiederbelebungsversuchen.

Und ich gehe raus zu Ronny.

PS: Gerda hat nicht überlebt. Alle Wiederbelebungsversuche scheiterten. Sie starb noch in der Notaufnahme an einem Herzstillstand.

Ein gebrauchter Tag

2001. Vormittags, kurz nach halb neun.

Die Mitte-Zwanzigjährige im Sessel schaut mich aus großen, ängstlichen Augen an. Vor ihr steht ein Rollstuhl, hinter ihr ein junger Mann und von irgendwoher kläfft ein Hund ohne Unterlass. Groteske Situation.

Ich stelle mich kurz vor und frage dann:

„Wie können wir Ihnen helfen?"

Anja ist total aufgeregt, beinahe hysterisch und so überschlägt sich die Stimme der kleinen molligen Frau im Jogginganzug fast beim Schildern der Ereignisse: „Ich war auf Toilette. Als ich zurück vom WC in den Rollstuhl kletterte, wurde mir ganz schummerig. Dazu Schmerzen in der Brust. Ich bin fast ohnmächtig geworden!"

„Meine Frau war ganz blass und schwitzig. Da habe ich sie erstmal hier in den Sessel gesetzt und 112 angerufen!", ergänzt der junge Mann.

„Wir werden Sie jetzt verkabeln, EKG, Blutdruck undsoweiter. Dann sehen wir weiter. Warum sitzen Sie denn im Rollstuhl?", frage ich unsere Patientin.

Kurzatmig und mit panischem Tempo erzählt mir Anja, dass sie seit gut drei Wochen heftige Rückenschmerzen hat. Dazu ein lahmes rechtes Bein. Ihr Hausarzt habe ihr deshalb erstmal einen Rollstuhl verordnet, damit sie sich überhaupt noch rühren kann. Außerdem müsse sie nächste Woche in die Röhre. Kernspin vom Rücken. Eher gab es keinen Termin.

Während die drei Sanis Anja verkabeln, frage ich sie nach Vorerkrankungen, Allergien und regelmäßigen Medikamenten.

Nichts. Alles ok. Scheinbar eine bis vor kurzem komplett gesunde, junge Frau.

Mike gibt mir die gemessenen Untersuchungsergebnisse. Blutdruck, Puls, Zucker und Sauerstoff im Blut: Alles im Normbereich. Auch im EKG sehe ich nichts Auffälliges. Die Lunge hört sich mit dem Stethoskop gut an.

„Soweit ist erstmal alles in Ordnung!", möchte ich Anja und ihren Ehemann beruhigen.

Mein Satz ist noch nicht beendet, da ringt die junge Frau plötzlich nach Luft, verdreht die Augen und sackt in sich zusammen.

Ich schaue auf den Monitor. Anjas Puls stürzt ab.

Nur noch 52. Der Überwachungsmonitor piept wie wild.

Puls 36.

23.

Null-Linie.

Sauerstoffgehalt im Blut 78%.

Anja atmet nicht mehr.

Es piept ohne Unterlass. Kein Pulsschlag an Anjas Hals. Die Halsvenen sind hingegen daumendick

Kreislaufkollaps, Luftnot, Brustschmerzen, irre Angst und dick gestaute Venen am Hals - spricht alles für eine Lungenembolie.

Gemeinsam ziehen wir Anja vom Sessel auf den Wohnzimmerteppich. Bei diesem Manöver schiebt sich ihre Jogginghose an beiden Unterschenkeln hoch und wir sehen, dass Anjas rechtes Bein vom Knie an abwärts massiv geschwollen ist, fast doppelt so dick wie links. Da ist die Erklärung für die Lungenembolie: Anja hat dem Anschein nach eine fetzige Thrombose im rechten Bein.

Eine Thrombose ist eine Erkrankung von Blutgefäßen, bei der sich Blutgerinnsel in den Adern bilden. In der Mehrzahl der Fälle sind Venen der Beine betroffen. Eine häufige Ursache dieser Erkrankung ist fehlende Bewegung, z.B. bei Bettlägerigkeit. Die Gerinnsel können über die Blutbahn zum Herzen und von da in die Lunge gelangen. Dort verstopfen sie dann Lungenarterien. Das „rechte Herz" muss in der Folge gegen den entstehenden Blutstau in der Lunge ankämpfen, was zu einer schweren Herzbelastung führt. Weiterhin nehmen die betroffenen Lungenabschnitte nicht mehr am Gasaustausch teil. Sauerstoffmangel im Blut ist die Folge.

„Reanimation! Lungenembolie!"

Mike beginnt sofort mit der Herzdruckmassage, während mir Jan den Beatmungsbeutel zuwirft.

„Fritzi, mach Adrenalin fertig!"

Die junge Rettungsassistentin nimmt sich den Medikamentenkoffer.

Nachdem Mike 30 Mal gedrückt hat, presse ich zweimal Sauerstoff in Anjas Lungen. Mike drückt danach sofort weiter.

Fritzi hat das Adrenalin bereit.

„Ein Milligramm!", sage ich ihr, und sie spritzt das Medikament, während Mike weiter rhythmisch auf Anjas Brustkorb drückt und ich mit Maske und Beutel zwischendurch beatme.

Nach einer Minute ein Blick auf den Monitor. Nichts. Null-Linie. Weiterdrücken und beatmen. Die Sauerstoffsättigung steigt nicht vernünftig an. 83%. Viel zu wenig trotz 100% Sauerstoff per Maske.

Dann nochmal Adrenalin. Nach einer weiteren Minute ein erneuter Blick auf das EKG. Ja! Ein regelmäßiges EKG! Was ist mit dem Puls? Ein schneller Griff an die Halsschlagader. Ganz deutlich pulsiert die dicke Arterie unter meinem Finger. Anjas Kreislauf ist wieder zurück.

Mike schwitzt wie verrückt.

„Noch flott intubieren, dann einpacken und ab in die Klinik! Lysetherapie!"

Lysetherapie bedeutet, dass mittels bestimmter Medikamente Blutgerinnsel aufgelöst werden und so die Blutbahn wieder frei gemacht wird. Diese Art Behandlung wird u.a. auch beim

Schlaganfall (Hirnarterien) und beim Herzinfarkt (Herzkranzgefäße) angewendet. Einige Rettungsdienste führen diese Medikamente in den Notarztwagen mit, andere machen das aus Kostengründen nicht.

Fritzi macht für die Intubation die Narkosemittel parat und spritzt sie dann in Anjas Vene. Kurz wirken lassen, jetzt kann ich den Beatmungsschlauch ohne Probleme in die Luftröhre schieben. Jan fixiert den Tubus mit breiten Klebestreifen auf Anjas Wangen, dann geht es auf die Trage und ab in den Rettungswagen.

Gerade, als die Jungs Anja in den Rettungswagen schieben, fängt der Monitor erneut an zu piepen.

Wieder Null-Linie. Erneuter Herzstillstand.

„Rea!"

Jan beginnt mit der Herzdruckmassage. Die Beatmung läuft über die Maschine.

„Fritzi, gib mir die Spritze mit dem Adrenalin!"

Schnell ein Milligramm in die Vene. Dann wieder eine Minute warten, während Jan ohne Unterlass drückt.

Kurze Pause beim Drücken. Blick auf das EKG. Nichts. Weiterdrücken und nochmal Adrenalin.

Wieder warten. Dann neuerliche Pause beim Drücken. Was zeigt das EKG?

Anja hat wieder einen Herzrhythmus. Auch einen Pulsschlag? Ich fühle nach der Halsschlagader. Da! Deutlich puckert es unter meinem Finger.

„Fritzi, ruf in der Klinik an und sag, dass wir in den Schockraum kommen! Lungenembolie, intubiert!"

Mit Blaulicht geht es in Richtung Krankenhaus.

Kurz nachdem wir gestartet sind, fängt es sintflutartig an zu regnen. Mike muss das Tempo vom Rettungswagen drosseln.

Piep! Piep! Piep!

Unser Monitor schlägt wieder Alarm. Erneuter Herzstillstand.

„Halt an!", rufe ich Mike durch die kleine Luke zwischen Fahrerkabine und Patientenraum zu.

Als der Rettungswagen steht, fängt Jan sofort wieder mit der Herzdruckmassage an. Ich spritze erneut ein Milligramm Adrenalin. Nach einer Minute ein Blick auf das EKG.

Null-Linie. Weiterdrücken. Dann nochmal Adrenalin. Weiterdrücken. Zwischendurch ein Blick auf das EKG. Nichts. Null-Linie. Mike löst Jan beim Drücken ab. Nochmal Adrenalin. Weiterdrücken. Kurze Pause und EKG-Check. Der Rhythmus ist zurück. Auch der Puls an der Halsschlagader.

„Arterenol-Perfusor. Dann weiter!“

Jan bereitet die Spritzenpumpe mit dem kreislaufunterstützenden Medikament vor. Als die Pumpe angeschlossen ist, setzen wir unsere Fahrt fort. Zunächst geht es reibungslos weiter, ca. 15 Kilometer über die Autobahn. Dann runter von der A2. Jetzt sind es noch etwa drei Minuten bis zur Klinik.

Da piept der Monitor erneut!

Wieder Herzstillstand! Wieder kein Puls am Hals!

Ich entscheide weiterzufahren. Ohne Zwischenstopp so schnell es geht in die Klinik.

„Fahr sinnig weiter! Reanimation bis zur Klinik“, rufe ich Mike in die Fahrerkabine zu.

Jan drückt und wird dabei trotz vorsichtiger Fahrweise hin und her geschaukelt. Ich spritze nochmal Adrenalin.

Endlich am Krankenhaus. Wir werden schon erwartet.

Jan drückt und drückt und drückt, bis wir den Schockraum erreicht haben und er von einem Krankenpfleger abgelöst wird.

Ich mache eine schnelle Übergabe an den Internisten. Dann verlassen wir den Schockraum.

Mike raunt uns zu: "So ein Dreck schon morgens vorm Frühstück. Das ist doch ein gebrauchter Tag!"

PS: Ich habe mich am nächsten Tag in der Klinik nach Anja erkundigt. Sie starb 26-jährig trotz sofortiger Lysetherapie, ohne das Bewusstsein nochmal erlangt zu haben.

PPS: Anja und Holger hatten erst vor einem halben Jahr geheiratet. Sie waren seit der siebten Schulklasse ein Paar.

Kann nur besser werden!

Manni ist Forstwirt. Bäume fällen, Bäume pflanzen, Holzmachen und Wegebau im Wald. Diesen Beruf sieht man dem netten 30-Jährigen an: Zwei Meter groß, 110 Kilo, nur Muskeln. Sein freundliches Gesicht ist wettergegerbt und seine Hände groß wie Klodeckel.

„An drei aufeinander folgenden Tagen dreimal Pech haben und jedes Mal wird es schlimmer? Das gibt's nicht!"

So hätte Manni noch am Sonntag gedacht. Drei Tage später lernen wir uns kennen...

Rückblick - Montag

Manni packt den kleinen, abgewetzten Rucksack, so wie jeden Tag, bevor er zur Arbeit fährt. Mehrere Flaschen Wasser, geschmierte Stullen, Äpfel und eine Tafel Schokolade. Dann steigt er in sein Auto. Kaum losgefahren, klingelt sein Handy. Er hat es gerade aus seiner Jackentasche geholt, da rutscht es im aus der Hand und landet im Beifahrerfußraum.

„Hmm, könnte der Chef sein!“

Manni zögert, macht den Sicherheitsgurt dann aber dennoch ab. Nun beugt er sich zur Beifahrerseite. Gerade, als er sein Handy mit den Fingerspitzen erreicht hat, kracht es. Manni zuckt hoch.

„Verdammt!“

Mannis Auto ist bei seinem Versuch, das Handy aufzuheben, von der Fahrspur abgekommen und hat ein am Straßenrand parkendes Auto gerammt.

Rückblick - Dienstag

Als Manni um 18 Uhr von der Arbeit kommt, hat seine Frau schon den Abendbrottisch gedeckt. Er gibt ihr einen Kuss, wäscht sich schnell die Hände und setzt sich zu Frau und Kindern.

„Papa, wir haben ein leckeres Brot gekauft!“, sagt der 10-jährige Sohn stolz und Mannis Frau ergänzt:

„Bäcker Zippert hat sich was Neues einfallen lassen! Rosi, die Verkäuferin, hat es uns empfohlen. Der "Landkracher". Das Brot ist doppelt gebacken und hat eine besonders knackige Kruste.“

Und in der Tat: Als Manni das Brot anschneidet, kracht es herrlich und der wunderbare Duft von frischem Brot steigt allen in die Nase.

„Booh, lecker!“, sagt Manni voller Vorfreude.

Nachdem er einige Scheiben abgeschnitten und an seine Familie verteilt hat, schmiert sich Manni ein Käsebrot. Dann beißt er genussvoll hinein.

„Knack!“

Ein kurzes, krachendes Geräusch dringt aus Mannis Mund. Da ist die Hälfte von Mannis Schneidezahn abgebrochen und alle am Tisch wissen, woher der Name "Landkracher" kommt.

Mittwoch

Ich habe gerade erst meinen Dienst übernommen, als wir gegen acht Uhr einen Alarm kriegen.

„männlich, 30 Jahre, chirurgisch, Tankstelle, Besigheim“

Nach etwa acht Minuten erreichen Silas und ich zusammen mit den Jungs vom Rettungswagen den genannten Einsatzort, eine kleine Tankstelle an der Hauptstraße. Vor dem Eingang hockt ein großer, blasser Mann in Waldarbeiterkluft in einer großen Blutlache. Er trägt eine signalfarbene Jacke, dazu eine dunkelgrüne Schnittschutzhose und derbe Stiefel. Um seinem linken Unterarm ist notdürftig ein blutdurchtränkter Lappen gewickelt.

„Hat man uns Ihretwegen verständigt?"

„Ja. Ich bin Manni und hatte im Wald einen Unfall."

„Schaffen Sie es, die fünf Meter bis zum Rettungswagen zu gehen?"

Manni nickt und steht dann unterstützt von Frank und Heike mit wackeligen Beinen auf. Im Rettungswagen legen wir Manni sofort auf die Trage.

„Was ist Ihnen denn passiert?"

„Ich war allein im Wald und habe gerade einen Baum entastet. Da ist plötzlich die Kette von der laufenden Motorsäge gesprungen und voll in meinen Arm rein. Hat geblutet wie Sau! Hab dann nur flott einen Lappen drumgewickelt, rein ins Auto und bis hierher. Da war mir dann total schummerig."

„Bitte rasch am rechten Arm den Blutdruck messen und einen Zugang legen. Ich untersuche hier am linken Arm die Wunde!"

Silas hat schon begonnen, die Arbeitsjacke aufzutrennen.

„So, jetzt kannst du weitermachen. Den Lappen schneidest du ab!“

Silas gibt mir die Schere und ein paar sterile Kompressen.

„Der Blutdruck ist 80 zu 40! Puls 120!“, berichtet Johann, einer der beiden Sanis vom RTW.

Vorsichtig durchschneide ich Zentimeter um Zentimeter des provisorischen Verbandes. Als die letzten Fasern durchtrennt sind, sehen wir das ganze Ausmaß der üblen Verletzung: Eine etwa 20 Zentimeter lange Risswunde, knapp unterhalb des Ellenbogens, einmal fast komplett um den Unterarm herum. Grobe Muskel- und Sehnenfetzen liegen unsortiert im Wundgrund, dazwischen die Enden des dicken Mittelnervs und des Ellennervs. Der gut einen Zentimeter dicke Ellenknochen ist komplett durchtrennt, größere und kleinere Knochenstücke liegen bunt verteilt in der Wunde. Es blutet wie verrückt aus mehreren Venen unterschiedlichen Kalibers.

O-HAA!

„Willste einen Tourniquet zum Abbinden?“, fragt mich Silas.

„Nee, erstmal nicht. Pack sterile Kompressen und Mullbinden aus. Wir probieren es zunächst mit einem Druckverband!“

„Der Zugang liegt! Jetzt Volumen geben?“

„Häng erstmal einen halben Liter an. Warme Infusionslösung! Dann schauen wir, was der Blutdruck macht.“

Als ich beginne den Druckverband anzuwickeln, stöhnt Manni vor Schmerzen. Und er kann sicher einiges vertragen... Seine Nerven liegen aber nun im wahrsten Sinne des Wortes "blank". Ich halte die sterilen Kompressen erstmal mit der Hand und mit gerade so viel Druck auf die Wunde, wie Manni es ertragen kann.

„Silas, mach rasch Ketanest und Dormicum fertig!“, bitte ich den jungen Sani und dann weiter zu Manni:

„Ich gebe Ihnen gleich ein starkes Schmerzmittel!“

Silas und Hinrich, der zweite Sani vom RTW, sind blitzschnell mit den Spritzen fertig. Manni kriegt ein Beruhigungsmittel und ein sehr starkes Schmerzmedikament. Sein Gesichtsausdruck wird langsam gelöster. Dann hilft mir Johann beim Anlegen des Druckverbandes. Gottseidank - die Blutung steht nach nur wenigen Touren mit der Mullbinde.

„Bitte bewegen Sie mal die Finger!“, fordere ich den halb dösenden Patienten auf.

Manni versucht, meinem Kommando zu folgen. Er strengt sich an und dennoch bewegt sich nur der Daumen.

Ich bestreiche seine Finger.

„Merken Sie das?“

Manni fühlt nur an der Rückseite seines Daumens und am Handrücken, dass ich ihn anfasse.

Diese Sensibilitätsstörung passt zu den beiden kaputten Nerven, die wir in der Wunde gesehen haben.

„Was macht der Blutdruck?“

„Ist jetzt 90 zu 50! Puls unverändert!“

„Ok. Mach weiter mit Infusionen. Wir fahren in die Handchirurgie nach Stuttgart. Ist zwar eine Strecke, aber da ist unser Patient gut aufgehoben! Bevor wir losfahren, legen wir noch eine Schiene zur Stabilisierung an den Arm!“

Silas gibt mir die Schiene und gemeinsam stabilisieren wir den verletzten Unterarm. Dann geht es mit Blaulicht in Richtung Landeshauptstadt.

Unterwegs wird Manni wach und beginnt gleich zu schimpfen: „So eine Scheiß-Woche! Sie glauben nicht, was ich in den letzten Tagen alles mitgemacht habe!“

Und dann erzählt mir Manni mit abgebrochenem Schneidezahn, was ihm am Montag und Dienstag widerfahren ist.

Wir geben ihm Recht: War bis jetzt wirklich eine Scheiß-Woche für ihn!

Kann nur besser werden!

PS: Ich weiß nicht, wie Mannis Geschichte endete. Meine unfallchirurgische Erfahrung mit derlei Verletzungen ist, dass höchstwahrscheinlich Bewegungseinschränkungen zurückbleiben. Das Gefühl in Mannis linker Hand wird sicher nie mehr so werden, wie es mal war.

Here comes the man in black!

Sommer 2016.

Dienstag.

22 Uhr: Wir sitzen nach diesem Sommertag noch am Grill bei Freunden im Garten, als mein Handy plötzlich durchdreht. Es piept und piept und piept. Eine E-Mail und eine SMS beinahe zeitgleich. Beide Nachrichten sind vom selben Absender: „Notarztbörse".

„Wir suchen kurzfristig zur Unterstützung eines Polizeieinsatzes einen Notarzt. Einsatzbeginn morgen früh 5 Uhr."

Das fehlt mir noch in meinem Erfahrungsschatz!

Schnell rufe ich bei der angegebenen Nummer zurück. Der Job ist noch nicht vergeben, so dass er mir zugeteilt wird. Ich soll gleich Thomas, den Verantwortlichen des Einsatzes, anrufen.

„Guten Abend. Ich bin Ihr Notarzt für morgen früh. Worum handelt es sich denn?“

„Schön, dass Sie sich melden. Um was es genau geht, kann ich Ihnen nicht sagen. Nur so viel: Ein SEK-Einsatz!“

Mein Herz schlägt von einer Sekunde zur nächsten bis zum Hals.

„Ich muss morgen früh doch arbeiten. Hat sich eben noch ein Job ergeben!“, sage ich zu TT und versuche, meine Stimme betont ruhig zu halten.

„Ja? Was denn?“

„Ich fahre nach Hann. Münden. Irgendwas mit der Polizei.“

Und schon vorab als Entschuldigung: „Is‘ super bezahlt, weil es so kurzfristig ist! Und maximal fünf Stunden.“

„Bist du irre? Ist sicher gefährlich!“

„Nein, nein. Ein normaler Einsatz. Der Rettungsdienst ist ohnehin immer auf sicherem Terrain!“

TT schüttelt den Kopf, so als wollte sie mir sagen: „Du hast sie nicht alle!“

Um elf verabschieden wir uns und fahren nach Hause. Schnell Zähne putzen und ab ins Bett, rasch schlafen. Um 3.30 Uhr ist die Nacht schon wieder zu Ende.

23.50 Uhr: Booh, ich kann nicht einschlafen. Wälze mich von links nach rechts und von rechts nach links. Mir ist zu warm, mir ist zu kalt. Decke weg, Decke wieder her. Meine Gedanken kreisen und meine Phantasie kennt heute scheinbar gar keine Grenzen. SEK. Schwarz gekleidete Männer. Geschrei. Blendgranaten. Schießereien. Terror. Waffenschieber. Menschenhandel. Ich finde nicht in den Schlaf...

Mittwoch.

2.50 Uhr: Ich habe bis jetzt nicht geschlafen. Weitere Einschlafversuche sind aussichtslos. Also stehe ich leise auf. Schnell einen Kaffee, dann duschen, anziehen und los. 100 Kilometer Autobahn.

04.30 Uhr: Ich bin viel zu früh am verabredeten Treffpunkt, obwohl ich bewusst mit nur 80 über die A7 geschlichen bin.

Warten, warten, warten. Die Zeit ist zäh wie Kaugummi.

04.55 Uhr: Ein Rettungswagen rumpelt auf den Parkplatz.

„Moin. Das klappt ja. Ich bin Thomas, Rettungsdienstleiter. Wir fahren jetzt zusammen zur Polizeidirektion. Da treffen wir das Einsatzkommando und dann geht's gemeinsam los."

Einen knappen Kilometer fahren wir durch die Stadt.

05.00 Uhr: Wir biegen auf das Gelände der Polizei ein. Durch einen Torbogen gelangen wir zum Innenhof. Kaum angekommen sagt mir Thomas, dass er jetzt kurz zur

Lagebesprechung geht, ich solle hier am Rettungswagen warten.

Auf dem Hof ist die Anspannung spürbar. Drei schwarze Mercedes Sprinter mit getönten Scheiben parken auf der anderen Seite des Hofes. An den Autos stehen ungefähr zehn Männer, groß wie Kleiderschränke, in komplett schwarzer Kampfausrüstung. Offenbar sind sie dabei, sich für den Einsatz bereit zu machen: Dunkle Sturmhaube, Helm mit schusssicherem Visier und Funkausstattung, schwarze Schienbeinschützer, schusshemmende Weste, Schutzschild, Maschinenpistole oder Pumpgun. Dazu laden sich einige der Männer Spezialwerkzeug auf den Rücken. Einer trägt einen Rammbock, um Türen zu öffnen. Ein anderer lädt sich einen Erste-Hilfe-Rucksack auf. Die anderen Männer beladen sich mit Equipment, das ich nicht identifizieren kann.

05.30 Uhr: Thomas kommt zurück von der Besprechung.

„Um Viertel vor sechs fahren wir los. Um sechs soll der Zugriff erfolgen!“

Ich mach mir gleich in die Hose…

05.40 Uhr: Kurz vor der geplanten Abfahrt geht eine kleine Frau in Jeans und Lederjacke und Schussweste zu den schwarzen Männern und spricht mit ihnen. Ich stehe zu weit weg, um irgendwas zu verstehen.

„Wer ist die Frau?“, frage ich Thomas.

„Das ist die Einsatzleiterin!“, antwortet er mir. Dann setzt sich Thomas in den Rettungswagen. Ich folge ihm.

05.45 Uhr: Die schwarzen Männer steigen in die Kleinbusse. Die Motoren starten. Dann fährt der erste Bus los, die beiden anderen folgen. Wir reihen uns als Letzte in die Schlange ein.

Mein Herz klopft in der Brust. Was erwartet mich gleich?

„Weißt du jetzt, worum es geht?“, frage ich Thomas.

„Nix Konkretes. Nur so viel: Ein Mann soll verhaftet werden! Aber in unserer Stadt – so nah an der Autobahn – geht es meist um Waffen- oder Drogengeschäfte.“

Thomas‘ Antwort sorgt bei mir nicht für Beruhigung.

Wir fahren knapp fünf Minuten durch die Stadt, dann hält Thomas an einer Tankstelle an, während die schwarzen Männer unvermindert schnell weiterfahren. Ich schaue ihnen nach. Hundert Meter weiter biegen sie rechts ab.

„Hier ist unser Verfügungsraum. Näher ran dürfen wir nicht. An der Front ist nur das SEK. Um sechs geht‘s los!“

05.50 Uhr: Mit zittrigen Fingern schreibe ich TT schnell eine SMS.

„Alles gut. Bin weit weg vom Geschehen. Melde mich, wenn’s vorüber ist!“

In Wahrheit ist nichts gut. Ich bin so aufgeregt wie ein Teenager vor der ersten Tanzstunde. Im Geist überfliege ich nochmal die medizinischen Regeln zur Notfallversorgung von Schusswunden. Nutzt nichts: Ich habe trotz der Ablenkung feuchte Hände und mein Puls rast. Thomas spürt meine Nervosität.

„Kein Grund zur Aufregung. Wird alles gut!"

„Ich bin gar nicht so aufgeregt!", lüge ich den Sani an.

05.59 Uhr: Ich öffne meine Fensterscheibe. Vielleicht kann ich wenigstens etwas hören von dem, was nur dreihundert Meter entfernt gleich passiert.

06.00 Uhr: Es ist still. Kein Knallen. Kein Geschrei. Nichts. Dennoch: Die Luft ist elektrisiert!

06.02 Uhr: Ich schrecke hoch, als Thomas' Handy plötzlich klingelt.

„Ja, verstanden, alles klar!", ist alles, was ich vom Telefonat mitkriege.

Dann legt Thomas auf und ich sehe ihn gespannt an.

„Feierabend. Wir können nach Hause fahren. Alles erledigt!"

Ich schaue ihn ungläubig an.

„Wie? Das war alles?"

Thomas nickt und macht den Motor an. Dann bringt er mich zurück zu meinem Auto.

„Hab' ich doch gesagt, dass alles gut wird!", sagt Thomas grinsend zu mir, dann verabschieden wir uns.

08.00 Uhr: Zwei Stunden später liege ich zu Hause im Bett.

„Gottseidank gab es ein Fixhonorar und keinen Stundenlohn!", denke ich gerade noch. Sekunden später schlafe ich ein. Aufregung macht müde...

Mach mal die Tür auf!

Frühjahr 2000.

Piep. Piep. Piep. Ich wasche mir gerade die Hände, als mein Melder Alarm schlägt.

„Bewusstseinsstörung, männlich" steht auf dem Display des kleinen Apparates. Mit noch halbnassen Händen schnappe ich meine Jacke und laufe dann durch die Klinik in Richtung Haupteingang, wo der signalrote Audi bereits wartet.

Als ich in das Auto einsteige, erreicht uns gerade ein Funkspruch der Rettungsleitstelle.

„Fahrt in die Gartenstraße 5 zu Herrn Meier. Ein Bekannter des Patienten hat angerufen. Herr Meier habe sich bei ihm gemeldet, war aber kaum am Telefon zu verstehen."

Nach sieben Minuten erreichen wir mit Blaulicht und Martinshorn die angegebene Adresse. Vom ebenfalls alarmierten Rettungswagen noch keine Spur. Vor dem Haus spielen Kinder Fußball. Fritz und ich nehmen die Notfall-Ausrüstung aus dem Auto und gehen zur Eingangstür.

Auf der rechten unteren Klingel steht „Meier". Ich drücke und drücke. Nichts. Nochmal klingeln. Es passiert nichts.

„Habt ihr einen Hausschlüssel?", ruft Fritz den spielenden Kindern zu.

Ein kleiner Junge mit verrotzter Nase kommt angelaufen und kramt einen Schlüssel aus seiner Hosentasche. Als er die Haustür aufgeschlossen hat, gehen wir in das Haus. Vier Stufen hoch, dann stehen wir vor der Wohnung mit dem Namensschild „Meier".

Fritz klingelt. Nichts. Keiner macht auf. Nochmal klingeln, diesmal Sturm. Das schrille Geräusch kann nicht überhört werden! Wir lauschen, hören allerdings keine Schritte. Fritz betätigt den Klingeldrücker nochmal. Da erreicht uns aus dem Inneren der Wohnung irgendein Grummeln. Keine Antwort im eigentlichen Sinn, lediglich ein dumpfer „Geräuschbrei".

„Machen Sie bitte die Tür auf. Hier ist der Rettungsdienst!“, ruft Fritz mit kräftigem Organ. Nichts. Keine Antwort. Und nochmal:

„Machen Sie die Tür auf!“

Aus der Wohnung erneut irgendwas wie:

„Mmmpf!“

„Ich bitte Sie zum letzten Mal, zu öffnen. Wenn dann nichts passiert, breche ich die Tür auf!“

Wieder erhalten wir nur etwas, das sich wie „Mmmpf“ anhört, zur Antwort.

Fritz tritt jetzt ein kleines Stück zurück. Nach kurzem Anlauf schmeißt er sich dann mit voller Wucht mit seinem massigen Körper gegen das Türblatt.

„Krach!“

Die Tür reißt samt Zarge aus ihrer Mauerverankerung. Sie hängt jetzt nur noch an einigen verbogenen Schrauben.

„Ich hätte nicht gedacht, dass das so einfach ist!“, sage ich verwundert grinsend zum Mann vom Schlüsseldienst in Rettungsdienstkleidung.

Mit einigen Fußtritten befördert Fritz die Tür dann komplett in die Wohnung, so dass wir endlich Zutritt erlangen.

„Hallo! Wo sind Sie?“

Wieder nur ein kurzes Grummeln von irgendwo.

Dann ist es mucksmäuschenstill.

Fritz und ich durchsuchen die Wohnung. Keine Frage: Hier wohnt ein Messie. Überall loser Abfall, schmutziges Geschirr, blaue Müllsäcke und dreckige Wäsche. Wir können keinen Schritt tun, ohne auf irgendwas draufzutreten. Am Ende des Flures dann das, was wohl mal ein „Wohnzimmer" war. Hier finden wir Herrn Meier. Ein grauenhaftes Bild: Ein völlig abgemagertes Männlein in Unterhose und Unterhemd liegt auf einer Müllhalde. Sein graues Haar liegt wirr zerzaust am Kopf an. Weit aufgerissene Augen schauen mich aus tiefen Augenhöhlen angstvoll an. Es stinkt erbärmlich nach Fäkalien.

„Guten Tag Herr Meier, wir sind vom Rettungsdienst. Was ist denn passiert?"

Anstatt zu antworten, bemüht sich unser Patient, sich vom Fußboden aufzurichten. Mit großer Anstrengung versucht er, sich mit seinem rechten Arm vom Boden abzudrücken, sackt dann aber wieder kraftlos zusammen.

„Lassen Sie das ruhig erstmal. Ich kann Sie auch gut hier unten untersuchen!"

Ein genauer Blick in sein Gesicht gibt mir einen ersten Hinweis darauf, was wohl passiert ist. Das linke Augenlid hängt herunter, ebenso der linke Mundwinkel. Die Pupillen sind gleich groß und reagieren normal auf den Schein meiner Taschenlampe.

„Bitte heben Sie mal Ihren linken Arm hoch!“, fordere ich ihn auf.

Herr Meier strengt sich an, meiner Bitte zu folgen. Der linke Arm bewegt sich aber keinen Millimeter.

„Und jetzt versuchen Sie bitte, das linke Bein zu bewegen!“

Wiederum strengt sich der Patient ohne Erfolg an.

Schlaganfall!

„Seit wann haben Sie die Lähmungen?“

Herr Meier antwortet mit leiser, verwaschener Stimme aus trockenem Hals: „Dscheid dschieben Tagen!“

Ungläubig frage ich zurück: „Seit einer Woche? Sind Sie sicher?“

Herr Meier nickt.

„Warum haben Sie uns nicht eher gerufen?“

Er antwortet mir nicht.

Für den Versuch, das die Lähmungen verursachende Blutgerinnsel in seinem Kopf aufzulösen, ist es viel zu spät. Die Lähmungen werden für immer bleiben.

„Wir werden Sie jetzt an unseren Überwachungsmonitor anschließen und Ihnen einen Tropf legen. Wenn dann der Rettungswagen auch da ist, nehmen wir Sie mit ins Krankenhaus!"

Fritz übernimmt rasch die Verkabelung, während ich Herrn Meier den Tropf lege.

Nach kurzer Zeit nennt Fritz die Ergebnisse der Messungen:

„Regelmäßiger Puls bei 76, Blutdruck 100 zu 50! Ich mache jetzt noch den Blutzucker!"

Die Werte sind in Ordnung, wie auch der dann ermittelte Blutzucker.

Als die ersten 500 Milliliter Kochsalzlösung in Herrn Meiers Ader tropfen, untersuche ich ihn nochmal von Kopf bis Fuß. Er ist komplett ausgetrocknet. Seine Zunge ist mit groben Borken belegt und seine Lippen spröde aufgerissen. Am Gesäß und an den Ellenbogen finde ich tiefe, schwer entzündete Druckgeschwüre, die sich vom langen Liegen gebildet haben. Muss höllisch wehtun. Herrn Meiers Unterhose berichtet von vielen Tagen ohne jeglichen „normalen Toilettengang". Die Geschichte, dass das Ereignis vor sieben Tagen stattgefunden hat, scheint zu stimmen. Grausam.

Gerade als ich unserem Patienten ein Schmerzmittel verabreiche, trifft die Besatzung des Rettungswagens ein.

„Bitte bereitet jetzt alles für die Abreise in die Klinik vor!“

Während sich die Sanis nun um Herr Meiers Abtransport kümmern, schaue ich mich nochmal in der Wohnung um.

Auf der versifften Couch im Wohnzimmer hinter uns sitzt eine weibliche Schaufensterpuppe. Auf dem Kopf trägt sie eine blonde Langhaarperücke. Knallroter Lippenstift ist am Mund und an den Wangen der Puppe verschmiert. Am ansonsten nackten Körper trägt sie nur schwarze Spitzendessous unter einer geöffneten Bundeswehrjacke. Spooky!

In der Küche das schon bekannte Chaos aus verschimmelten Essensresten, schmutzigem Geschirr und Müll.

Im Schlafzimmer trifft mich der Schlag. Auf dem vor Dreck strotzenden Bett liegen unzählige Stringtangas, Spitzen-BHs und High Heels. Dazu Groschenhefte aus der Transvestiten-Szene.

Als die Sanis fertig sind, bringen wir Herrn Meier in eine neurologische Klinik und überlassen die aufgebrochene Wohnung der Polizei.

PS: Später erfuhr ich von einem der beiden Polizisten, dass Herr Meier früher ein ganz normales Leben mit Bürojob hatte. Irgendwann hat er sich jedoch aus der Gesellschaft zurückgezogen. Gegenüber seinen Nachbarn sei er aber immer höflich und zuvorkommend geblieben.

PPS: Herrn Meiers schreckliches Schicksal lässt mich bis heute nicht los. Wie wäre sein Leben wohl verlaufen, wenn er seine sexuelle Orientierung nicht vor der intoleranten, kleinstädtischen Gesellschaft hätte verstecken müssen? Wäre er trotzdem ein einsamer Mensch geworden? Wäre er auch zum Messie geworden? Es bleibt wohl noch viel zu tun.

An apple a day

Vorwort

Diese Geschichte ist ein tolles Beispiel für „Schwarm-Intelligenz" innerhalb eines Rettungsteams. Alleine habe ich auf dem Schlauch gestanden!

Rettungsmedizin ist Teamarbeit!

==========

Berner Oberland, 2009. Ein ruhiger Frühlingstag geht in den Schweizer Alpen zu Ende. Stefan liegt schon im Bett. Daniel,

Sonja und ich sitzen noch vor dem Fernseher – der Sonntagskrimi erreicht gerade seinen Spannungshöhepunkt.

Da piept es!

„Bewusstlose Person, männlich, 15, Casa Montana“

„Casa Montana, wo ist das denn?“, frage ich in die Runde.

„Die Asylbewerberunterkunft oben auf dem Pass“, antwortet mir Daniel.

Ich schnappe meine Jacke und gehe zum Notarztauto. Einige Minuten später sitzt Stefan mit schlaf-knitterigem Gesicht neben mir auf dem Fahrersitz.

Mit Blaulicht geht es hinaus aus der kleinen Stadt und dann die Serpentinen hoch in die Berge bis auf 1900 Meter. Wir benötigen etwa 18 Minuten, bis wir die kleine Siedlung auf der Passhöhe erreichen. Vor einem alten Backsteinhaus stehen viele junge Männer, die uns aufgeregt zuwinken. Ich nehme rasch die Medikamententasche und gehe zum Hauseingang, wo mich ein kräftiger, grauhaariger Mann empfängt, der sich als Heimleiter „Herr Lüthi“ vorstellt.

„Bitte folgen Sie mir. Oben im Zimmer ist ein 15-Jähriger zusammengebrochen!“

Wir gehen gemeinsam samt dem riesigen „Empfangskomitee“ eine steile Treppe hoch. Der Heimleiter erzählt mir mit hastigen Worten, dass der Junge bisher immer kerngesund war.

Im ganzen Obergeschoss riecht es nach einer Mischung aus orientalischen Gewürzen und Apfel. Vor einem Zimmer in der Mitte des Flures bleibt der Heimleiter dann stehen.

„Erschrecken Sie nicht. Das Zimmer ist sehr voll!"

Er öffnet die Tür und hat wirklich nicht übertrieben. In dem winzigen, spärlich beleuchteten Zimmer stehen mindestens weitere 20 Männer. Rappelvoll. Kein Reinkommen. Stefan versucht, uns einen Weg zu bahnen, scheitert aber nach nur zwei Schritten. Da hilft uns der Heimleiter. Mit kurzem, aber heftigem Gebrüll räumt er den Raum bis auf zwei Männer mit verheulten Gesichtern, die neben dem Jugendlichen knien, der in der Mitte des Zimmers liegt.

„Alle Achtung. Der hat seinen Laden aber im Griff!", raune ich Stefan zu und knie mich ebenfalls neben den Jungen.

Der erste Check: Osman hat die Augen geschlossen. Der Jugendliche atmet regelmäßig. Sein Puls am Handgelenk geht schnell, ist aber gut tastbar. Ich stupse ihn an.

„Hallo! Guten Tag! Kannste mich hören?"

Osman antwortet nicht. Ich stoße ihn nochmal an.

„Hallo!!!"

Jetzt nuschelt er mir irgendwas entgegen, aus dem ich jedoch nicht schlauer werde. Ich blicke zu Stefan. Er hat Osman auch nicht verstanden und zuckt nur mit den Schultern. Dann beginnt er unmittelbar gemeinsam mit Daniel mit der „Verkabelung“ des jungen Mannes: Blutdruck, EKG und Sauerstoffgehalt im Blut. Gleichzeitig legt Sonja Osman einen Tropf.

Ich frage die beiden schwarzhaarigen Männer, was denn passiert ist. Der Ältere der beiden antwortet wild gestikulierend in unverständlichem, gebrochenem Schweizerdeutsch.

„Auch keine Hilfe!“, denke ich.

Dann endlich in dem ganzen Kauderwelsch ein einziges verständliches Wort: „Shisha“.

„Was hat er mit der Wasserpfeife geraucht? Tabak? Auch Haschisch? Irgendwelche anderen Drogen?“

Der Mann schüttelt den Kopf. Er versteht mich offenbar besser als ich ihn.

„Ganz sicher nur Tabak?“, will ich mich nochmal vergewissern.

Der Ältere nickt. Ich bitte den Heimleiter, die anderen Bewohner der Asyleinrichtung jetzt rasch zum Geschehenen zu befragen. Herr Lüthi unterstützt uns sofort und geht hinaus zu den anderen.

Der Überwachungsmonitor zeigt Osmans Kreislaufwerte: Blutdruck 100 zu 50, Puls 130, Sauerstoffsättigung 96%. Sonja hat auch schon den Blutzucker gemessen. 105. Der Puls ist etwas zu schnell, aber sonst ist alles in Ordnung. Kein Grund für Benommenheit!

„Gib mir mal die Untersuchungslampe!“, bitte ich Stefan. Mit zwei Fingern öffne ich Osmans Augen. Seine Pupillen verengen sich träge auf den einfallenden Lichtschein. Die Bindehäute sind gerötet. Dann überprüfe ich noch schnell Osmans Reflexe und schaue nach Anzeichen für eine Hirnhautentzündung. Alles unauffällig!

Zwischenzeitlich kommt der Heimleiter zurück.

„Der Junge hat sich in der Shisha-Runde plötzlich unwohl gefühlt und ihm war schwindelig. Dann hat er nur noch wirres Zeug geredet und kurze Zeit später wohl auch starke Kopfschmerzen bekommen, bevor er wegdämmerte!“

Mir fällt zu Osmans Zustand nichts ein. Kreislaufwerte und Zucker soweit in Ordnung. Keine schweren Vorerkrankungen, angeblich keine Drogen.

„Wir kommen hier nicht weiter. Osmans Kreislauf ist stabil, dringenden Handlungsbedarf gibt‘s erstmal nicht. Ich weiß nicht, was der Junge hat. In der Klinik werden sie den Fall lösen!“, sage ich zu den Sanis und weiter: „Ich vermute trotz der Angaben des älteren Mannes irgendeine Drogengeschichte. Bereitet bitte den Transport vor!“

Ich habe es kaum ausgesprochen, da unterbricht mich Stefan.

„Wartet nochmal kurz. Ich komme gleich wieder!"

Verdutzt schauen Daniel, Sonja und ich uns an. Zwei Minuten später kommt Stefan zurück. In der Hand trägt er einen kleinen, roten Apparat.

„Ist doch eine schöne Gelegenheit, mal unser Kohlenmonoxid-Messgerät auszuprobieren!", sagt er und freut sich. Ich kann Stefan nicht folgen und blicke ihn verwundert an.

Kohlenmonoxid (chemische Formel „CO") ist ein geruchloses Gas, das bei unvollständigen Verbrennungen entsteht. Es hat eine viel höhere Bindungsfreudigkeit an das im Blut eigentlich Sauerstoff transportierende Hämoglobin (Abkürzung: Hb).

Beim Einatmen von Kohlenmonoxid werden sozusagen die „Sauerstoff-Taxis" mit sich vordrängelnden „Kohlenmonoxid-Gästen" besetzt. Die Folge ist Sauerstoffmangel im ganzen Körper.

Stefan montiert den Sensor an Osmans Zeigefinger. Gebannt schauen wir auf das Gerät. Nach etwa 30 Sekunden piept und blinkt der kleine Kasten wie verrückt.

„COHb-Konzentration 22%" steht auf dem Display.

Bei Osman ist also mehr als ein Fünftel seines Hämoglobins von Kohlenmonoxid besetzt und steht damit nicht zum Sauerstofftransport zur Verfügung. Normal sind Werte bis 1,5% (bei Rauchern auch bis 10%). Die körperlichen Folgen werden schwerwiegender, je höher die Konzentration steigt: zunächst Übelkeit, Verwirrtheit, Müdigkeit und Kopfschmerzen. Dann folgen Herzrhythmusstörungen, Kurzatmigkeit und Bewusstlosigkeit. Ab etwa 70% COHb tritt der Tod ein.

Die Therapie besteht einerseits in der sofortigen, hochdosierten Gabe von reinem Sauerstoff. Bei schwereren CO-Vergiftungen werden die Patienten in einer Überdruckkammer (Taucherkammer) mit reinem Sauerstoff beatmet. Der Überdruck hilft, das CO von den Bindungsstellen am Hämoglobin zu Gunsten von Sauerstoff zu verdrängen, wirft das CO sozusagen aus dem Taxi und macht die Plätze wieder frei.

Anzumerken bleibt, dass Patienten, die einer schweren CO-Vergiftung nicht erlegen sind, unter lebenslangen Folgen leiden müssen: Gedächtnisstörungen, Nervenschäden, Persönlichkeitsveränderungen und mehr.

Stefans Idee hat den „Fall" gelöst: Osman hat eine Kohlenmonoxid-Vergiftung. Dazu passt alles!

„Sauerstoffmaske. 15 Liter pro Minute. Und dann ab in die Klinik!"

Während der knapp einstündigen Fahrt Richtung Uni-Spital klart Osman unter der Sauerstoffmaske langsam auf. Als wir in der Notaufnahme ankommen, zeigt der „rote Wunderapparat" noch eine COHb-Konzentration von 16%.

PS: Und was hat das alles mit „An apple a day“ zu tun? Herr Lüthi erzählte mir einige Tage später, dass Osman zusammen mit anderen in einem kleinen Zimmer über mehrere Stunden (!) große Mengen Tabak mit Apfelaroma vermittels Shisha geraucht hatte. Daher roch das ganze Obergeschoss nach Apfel.

Neben dem Tabakrauch wird allerdings auch Kohlenmonoxid durch die Wasserpfeife eingeatmet. Es entsteht beim Verbrennen der Kohle in der Shisha. Elektrische Shisha-Köpfe produzieren hingegen kein CO.

Über sieben Brücken musst Du geh’n

Schweiz, 2009. Ein nasskalter, neblig-trüber Herbstmorgen.

Frank fällt es heute schwer, aufzustehen. Wie zuletzt immer, wenn um 7 Uhr morgens sein Wecker klingelt. Aber heute geht vorerst gar nichts. Er will die Welt nicht sehen, kann seine Umwelt nicht ertragen.

Gegen 9 Uhr steht er dann doch auf. Ganz mühselig, ganz langsam. Er hat einen Plan gefasst. Von dem wird er jetzt nicht mehr abweichen. Zum Anziehen fehlt ihm fast die Energie, mit letzter Kraft schafft er es in seinen Jogginganzug. Ohne

Morgentoilette macht er sich nun in Hausschuhen auf den bekannten Weg, den er in seinem Leben schon so oft gegangen ist…

Frank ist 34. Mit Frauen hat es in seinem Leben nie richtig geklappt. Klar, er war mal verliebt, hatte mit 21 eine Freundin. Gabi, gleicher Jahrgang, aus der Nachbarklasse. Eine kurze Liaison im Sommer 1996. Das war es aber auch.

Franks echte Liebe gilt einzig Dampflokomotiven. Nicht kleinspurig, groß müssen sie sein. Riesig. Opa Franz hatte ihn mal in den früher 80er Jahren mit ins Eisenbahnmuseum genommen. Seit dem Tag fesselte ihn alles an den schwarz-roten Dampfrössern. Der Geruch, der Qualm, das Zischen, die monströse Technik.

Der Eisenbahn-Verein oben auf dem Areal des ehemaligen Bahnhofs, wenige hundert Meter vom Elternhaus entfernt, ist nach der Schlosser-Lehre zu seinem Lebensmittelpunkt geworden. Gemeinsam mit anderen hat er ausrangierte Dampflokomotiven restauriert. Manchmal im Sommer ging's sogar auf Ausfahrt. Frank war dann „Erster Heizer“. Jede freie Minute hat er hier verbracht, viele tausend Stunden in der Werkhalle an den alten Schätzchen geschweißt, geschraubt und gefettet.

Nach getaner Arbeit dann Bier für alle. „Heizen macht Durst!“, sagten die Vereinsfreunde. Frank ging deshalb immer zu Fuß zum Vereinsgelände. Ein kurzer Weg, keine 600 Meter. Einfach die kleine Straße hoch, dann über die „Schäferbrücke", die die Kantonsstraße überquert, und schon war er da. Manchmal hat Frank von der Brücke aus die vorbeifahrenden Autos beobachtet.

Jetzt geht er diesen Weg zum letzten Mal.

10.20 Uhr. Mein Alarmmelder piept.

„Verkehrsunfall, Kantonsstraße 73, Höhe Saanen, eine verletzte Person"

Schnell die Jacke an und runter zur Fahrzeughalle. Jens wartet schon im Passat. Mit Blaulicht geht's bei Nieselregen hoch auf den nahgelegenen Pass, vorbei an einzelnen Gehöften und herbst-tristem Weideland.

Über Funk erfahren wir, dass jemand von der „Schäferbrücke" gesprungen ist. Näheres ist noch nicht bekannt.

Heute Morgen ist kaum Verkehr, so dass wir zügig die Passhöhe erreichen. Dann geht es wieder die Serpentinen bergab. Nach 17 Minuten kommen wir auf ein Stauende zu. Warnblinklichter, aufgeregte Passanten stehen vor ihren Autos.

„Hier wird's wohl gleich sein!", sagt Jens und hält mit dem Passat auf dem Seitenstreifen. Wir steigen aus, nehmen unsere Ausrüstung und laufen an den wartenden PKWs vorbei in Richtung Stauanfang, wo die Polizei die Straße abgesperrt hat.

Der Streifenwagen-KaPo begrüßt uns, als wir an ihm vorbeigehen. Dann sagt er noch:

„Sieht nicht schön aus! LKW-Kollision!"

Er sollte Recht haben.

Jens und ich müssen noch etwa 50 Meter laufen, dann sind wir genau da, wo die „Schäferbrücke" die Kantonsstraße überquert. Wenige Meter nach der Überführung liegt ein Mann im klitschnassen Jogginganzug auf dem Asphalt. Neben ihm stehen der Sani vom Rettungswagen und ein Polizist. Der Retter schaut mich ernst an und schüttelt den Kopf.

Frank liegt auf dem Bauch. Er regt sich nicht. Sein Kopf liegt in einer Blutlache. Eigentlich nicht sein „Kopf", sondern nur noch das, was davon übrig geblieben ist. Franks Gesicht ist nicht mehr zu erkennen. Sein Schädel ist zerquetscht, Hirn tritt aus der Kopfhöhle, liegt teilweise breitgefahren neben ihm. Unvergessliche Bilder des Grauens.

Wir können dem Unfallopfer nicht helfen. Diese Verletzung ist nicht zu überleben. Frank ist tot.

„Was ist passiert?", wende ich mich bedrückt an den KaPo.

„Der Mann ist wohl von der Brücke gesprungen. Acht Meter in die Tiefe. Genau vor einen LKW. Der Fahrer konnte nicht mehr bremsen oder ausweichen. Ist voll über die Person..."

Dem Polizist versagt die Sprache.

„Wo ist der LKW-Fahrer jetzt?"

„Bei uns im Rettungswagen. Mein Kollege ist bei ihm."

Jens und ich gehen zum RTW. Im Innern sitzt der völlig aufgelöste Fahrer. Ein einziges Häufchen Elend.

„Ich wollte das nicht. Bitte glauben Sie mir. Ging alles so schnell. Auf einmal dieser dunkle Schatten vor meinen Augen. Direkt vorm Laster. Keine Chance zu reagieren."

Jetzt steht dieser Bär von einem Mann auf und fällt Jens, der direkt neben ihm steht, wie ein kleines Kind in die Arme. Und heult Rotz und Wasser.

„Möchten Sie etwas zur Beruhigung?", frage ich ihn mit Kloß im Hals nach einigen Minuten, in denen er sich in Jens' Armen wieder etwas gefangen hat. Er nickt.

Dann gebe ich ihm die kleine gelbe Tablette, die ich jetzt am liebsten selbst gerne schlucken möchte...

PS: Wir haben den LKW-Fahrer später in die weitere Obhut vom Notfall-Seelsorge-Team gegeben. Alle eingesetzten Rettungskräfte haben an einer mehrtägigen Krisenintervention zur Verarbeitung des Erlebten teilgenommen.

PPS: Die von uns hinzugezogene Kripo rekonstruierte detailliert Franks Tagesablauf bis zu seinem tragischen Tod. Einen Abschiedsbrief hat Frank nicht hinterlassen.

Morgengrauen

Hessen, im Winter 1999.

Um 4.20 Uhr werde ich vom Piepen meines Alarmmelders aus dem Tiefschlaf gerissen. Wo bin ich? Kurz im dunklen Zimmer Orientierung suchen: Ach ja, in der Rettungswache. Noch schlaftaumelnd gehe ich ins Bad, schnell zwei Hände kaltes Wasser ins Gesicht, dann anziehen und runter zum Auto.

Als ich einsteige, hängt Jan gerade den Hörer des Funkgerätes zurück in dessen Halterung.

„Um was gehts denn?", frage ich ihn mit noch rauer „Gerade-Aufgewacht-Stimme".

„Akuter Thoraxschmerz! Ein 60-Jähriger hat scheinbar Anzeichen eines Herzinfarktes, sagt der Mann von der Rettungsleitstelle."

Das Hallentor geht auf und ich traue meinen Augen nicht. Wo gestern Abend die Straßen noch grau waren, liegt nun zentimeterdick Schnee... Das fängt ja gut an.

Nach ungefähr dreizehn Minuten erreichen wir die angegebene Adresse. Der ebenfalls alarmierte Rettungswagen steht schon vor der offenen Haustür.

Eine nur mit Nachthemd bekleidete Frau nimmt Jan und mich im Flur in Empfang. Wir stellen uns kurz vor, folgen ihr dann in das schummrig beleuchtete Schlafzimmer.

Gerd liegt mit geschlossenen Augen rechts im Ehebett, atmet tief und regelmäßig. Er scheint zu schlafen.

Christian, einer der beiden Sanis vom Rettungswagen, kniet rechts am Bett und misst unserem Patienten den Blutdruck. Franzi klettert mit schneematschigen Stiefeln gerade auf die linke Betthälfte, um dem Patienten die EKG-Elektroden auf den Brustkorb zu kleben. Die Bettwäsche braucht spätestens jetzt mal eine 90-Grad-Wäsche. Kollateralschaden heißt das wohl…

„Was ist denn passiert?", frage ich in die Runde und schaue dabei die Frau im Nachthemd an.

„Mein Mann ist mit starkem Druck in der Brust plötzlich wach geworden. Er hat richtig laut gestöhnt vor Schmerzen! Und kalter Schweiß ist ihm aus allen Poren gelaufen. Ich habe dann gleich 112 angerufen!"

„Ist der Mann bewusstlos?", frage ich Christian.

Kaum habe ich die Frage gestellt, da schreckt Gerd hoch, reißt seinen Arm samt Blutdruckgerät von Christian weg und blickt aggressiv in die Runde.

„Was ist denn hier los? Was machen die ganzen Leute in meinem Schlafzimmer?"

„Guten Morgen. Wir sind vom Rettungsdienst. Ihre Frau hat uns verständigt.“

Unvermittelt brüllt Gerd nun seine Frau an:

„Was soll der Quatsch? Ich habe dir doch klar gesagt, dass ich keinen Krankenwagen haben will! Wie kann man nur so blöd sein?!“

Gisela bekommt einen roten Kopf und guckt betreten auf den Fußboden. Jan und ich schauen uns irritiert an. Fremdschämen morgens um halb fünf...

Ich versuche, den Mann zu beruhigen.

„Das war sicher sehr gut von Ihrer Frau! Sie macht sich Sorgen! Und so wie sie uns Ihre Beschwerden geschildert hat, kann das ein Herzinfarkt sein! Ich schlage vor, dass wir jetzt ein EKG schreiben und dann sehen wir weiter!“

Gerd scheint mit meinem Vorschlag einverstanden zu sein. Jedenfalls lässt er Franzi ohne Murren das EKG vorbereiten.

Als sie damit fertig ist, startet Christian den Analysemodus am EKG. Wenige Sekunden später piept das Gerät wie wild. Mit großen Buchstaben leuchtet „STEMI“ im Display, also Herzinfarkt.

„Ihre Frau hat alles richtig gemacht! Sie haben einen frischen Herzinfarkt!“

„Was hab' ich? Einen Herzinfarkt? Nix habe ich! Einen Scheiß hab' ich! Lassen Sie mich zufrieden! Und sehen Sie zu, dass Sie Land gewinnen!"

Ich versuche, entspannt zu bleiben.

„Glauben Sie mir bitte. Das Gerät täuscht sich nicht. Ich schlage vor, dass wir Ihnen jetzt hier die entsprechenden Medikamente geben und dann in eine Klinik fahren, wo Ihre Herzkranzgefäße untersucht werden können."

„Ach, Unsinn. Fahrt, wohin Ihr wollt. Meinetwegen zur Hölle. Aber ohne mich. Ich sag Ihnen jetzt mal was: Ein Freund von mir hatte einen Schlaganfall. Da hat er eine Aspirin genommen und gut war's. So mache ich das jetzt auch!"

Gerd hat das kaum ausgesprochen, da schlägt er seine Bettdecke zurück und steht auf.

„Sei doch bitte vernünftig!", bittet ihn seine Frau eindringlich.

„Und du hältst mal schön deinen Sabbel. Wir sprechen uns später sowieso noch!"

Betroffenheit bei allen Anwesenden. Außer bei Gerd. Der posiert jetzt neben dem Bett wie Big Jim.

Ich schließe für einige Sekunden die Augen und versuche, mich auf das Wesentliche zu konzentrieren: Einerseits hat der Mann einen Herzinfarkt, der dringend behandelt werden muss. Andererseits gibt mir der Mann aber keinen Anlass anzunehmen, dass er die Reichweite seiner Entscheidung nicht abschätzen kann. Und: Es gibt kein Gesetz, das jemanden zur Gesundhaltung verpflichtet. Was sollen wir tun? Ich starte einen letzten Versuch, Gerd davon zu überzeugen, mit uns ins Krankenhaus zu fahren.

„Schon möglich, dass Sie sich jetzt gerade wieder besser fühlen. Aber die Beschwerden werden wiederkommen. Es wird Herzrhythmusstörungen geben und von einer Sekunde zur anderen geht es Ihnen wieder schlecht. Es besteht absolute Lebensgefahr! An einem nicht behandelten Herzinfarkt können Sie sterben!"

„Dann ist das eben so! Verlassen Sie jetzt sofort meine Wohnung!"

Gerd meint es offenbar ernst.

„Ok. Machen wir! Zunächst müssen Sie aber unterschreiben, dass Sie unsere Hilfe ablehnen. Wohlwissend, dass Sie Ihr Leben riskieren!"

„Kein Problem! Gib mir den Wisch, dann unterschreibe ich!"

Jan gibt mir das bereits von ihm vorbereitete Notarzteinsatzprotokoll, dessen Rückseite ich rasch ausfülle.

„Hiermit lehne ich die weitere Behandlung trotz Aufklärung über mögliche gesundheitliche Folgen und gegen dringenden notärztlichen Rat ab. Diagnose: Verdacht auf Herzinfarkt.

Drohende Komplikationen: Herzrhythmusstörung, Herzversagen, Tod.“

Ich reiche Gerd das Dokument und er unterschreibt an der von mir mit einem Kreuzchen markierten Stelle.

Dann wendet er sich brüsk an seine Frau:

„Du machst mir jetzt einen Kaffee und gehst danach besser zu deiner Schwester. Ich weiß sonst nicht, was hier passiert!“

Wir packen unsere sieben Sachen und verlassen die Wohnung. Die Ehefrau begleitet uns mit Tränen in den Augen zur Wohnungstür. Unter Schluchzen sagt sie zu mir:

„Er ist sonst nicht so!“

Ich gebe ihr ein Taschentuch.

„Sie haben alles richtig gemacht. Sollen wir Sie zu Ihrer Schwester bringen?“

Sie wischt sich die Tränen von den Wangen und schüttelt dann den Kopf.

Sprachlos fahren wir zurück zur Wache.

Was für ein grauenhafter Typ. Was für ein grauenhafter Morgen...

Weil ich Paris nun mal so mag

Es piept und piept und piept.

Mitten in der Nacht suche ich im dunklen Zimmer nach meinem Alarmmelder.

„Mann, hör doch endlich auf zu nerven, Scheißding!“, fluche ich alleine vor mich hin. Es ist bereits das dritte Mal nach Mitternacht, dass ich aufstehen muss. Ich fühle mich wie von einer Eisenbahn überfahren...

Endlich finde ich den Pieper in einer der unzähligen Taschen meiner Notarztjacke. „Ordnung ist das halbe Leben!“ schießt mir ein Leitsatz meiner Mutter in den Kopf. Hätte ich das bloß ernster genommen.

Der Alarmmelder fordert uns in die Zobelstraße. Nicht weit weg vom Krankenhaus, wo sich auch unsere Rettungswache befindet.

„Akuter Thoraxschmerz, männlich, 48“

Noch schlaftrunken gehe ich zum Auto, wo Silas mich bereits erwartet.

„Diese Nacht ist damit wohl komplett für’n Arsch...!“, ist das erste, was er zu mir sagt, als ich mich auf den Beifahrersitz setze. Ich bin zu faul zum Sprechen und nicke nur kurz.

Nach sechs Minuten stehen wir vor dem Haus Zobelstraße 12. In der dritten Etage brennt Licht, sonst ist es im Mehrfamilienhaus komplett finster. Silas und ich sind alleine hier, vom Rettungswagen noch keine Spur. So müssen wir beide unsere Notfallausrüstung allein in die Wohnung im dritten OG tragen. Ich nehme mir rasch das EKG und die Sauerstoffflasche und gehe schon voraus.

Als ich gerade auf den Klingelknopf mit der Beschriftung Schmidt gedrückt habe, summt unmittelbar der Türöffner. Tür auf und hoch in die dritte Etage. Hier steht dann auch schon Herr Schmidt in der geöffneten Wohnungstür und begrüßt mich mit:

„Ach, endlich sind Sie da!“

Dann geht er flott in Richtung seines Wohnzimmers. Ein Patient mit Herzinfarkt sieht anders aus, denke ich mir und folge ihm.

„Guten Morgen! Wir haben uns beeilt!“, entgegne ich ihm und frage dann: „Um wen und was geht es denn?“

„Na um mich geht’s! Ich habe die 112 angerufen!“

„Und, was fehlt Ihnen? Unsere Meldung war Brustkorbschmerzen.“

„Ach, nein, das war mal vor einer Woche. Ist alles schon abgeklärt. Jetzt habe ich so ein wackeliges linkes Bein. Mein Knie will nicht so recht. Ich hatte da mal einen Unfall!"

„Alles klar. Wir untersuchen Sie jetzt mal, und dann sehen wir weiter! Sind Sie sonst ernstlich erkrankt? Was Chronisches? Zucker? Hochdruck?"

„Meine Nieren sind kaputt. Ich muss dreimal die Woche zur Dialyse. Sonst ist alles ok."

Silas ist jetzt auch im Wohnzimmer und so machen wir uns beide daran, Herrn Schmidt zu verkabeln.

Nach kurzer Zeit haben wir die Messergebnisse. Alles tippitoppi in Ordnung! EKG, Blutzucker, Sauerstoffgehalt und Blutdruck - nichts außerhalb der Norm.

„Dann zeigen Sie mir bitte mal Ihr Knie!"

Umständlich zieht Herr Schmidt seine Hose aus und legt sich dann auf das Sofa.

Ein paar schnelle, im wesentlichen unauffällige Testergebnisse später sage ich zu unserem Patienten: „Sie haben einen winzigen Kniegelenkerguss. Ansonsten ist nichts Aufregendes an dem Gelenk. Müssen Sie sich mal demnächst beim Orthopäden vorstellen. Für uns gibt's heute Nacht weiter nichts zu tun. Ich schreibe eben noch das Einsatzprotokoll, und dann fahren wir zurück zur Wache!"

„Wie? Sie wollen mich nicht mitnehmen? Ich bin doch krank. Wie soll ich denn sonst morgen zur Dialyse kommen? Soll ich etwa mit dem Bus fahren?“

Irritiert frage ich zurück: „Deshalb haben Sie 112 angerufen? Weil Sie mit Ihrem Knie nicht zur Dialyse kommen? Sie sind doch gerade sehr ordentlich ohne großes Hinken vor mir her ins Wohnzimmer geeilt!“

„Ja, ja! Eben habe ich mich auch zusammengerissen!“

Ich hole tief Luft. Zähle in Gedanken 21, 22, 23. Nicht aufregen nachts um halb fünf. Dann antworte ich in leisem Ton: „Verstehen Sie mich jetzt bitte nicht falsch. Aber ich habe weder ein dickes Portemonnaie mit Wechselgeld bei mir noch eine Chauffeurkappe auf. Unser Auto ist signalrot und nicht elfenbeinfarben.“

Herr Schmidt guckt mich verwundert an, kann meiner Ironie wohl nicht folgen. Daher werde ich deutlicher. Und lauter:

„Mensch, auf unserem Auto steht Notarzt und nicht Taxi!“

Dann drehe ich mich um, verlasse zusammen mit Silas die Wohnung.

Herr Schmidt bleibt sprachlos zurück.

High Nose

Sommer in den Schweizer Alpen. Abends um 19 Uhr.

Ich schaue blass und fassungslos auf den Computerbildschirm im hiesigen Polizeirevier. Horrorbilder, die ich nie vergessen werde! Gänsehaut bis in die letzte Haarspitze, mir sackt das Blut in die Beine. Meine Kehle ist zugeschnürt. Ich kriege keinen Ton raus.

Gleichentags 16 Uhr.

Herrliches Hochsommerwetter. Wir sitzen im Garten des Spitals und genießen den Schatten der großen, alten Platanen. Josie, die Kellnerin serviert uns Kaffee und Koch Andis Cremeschnitten. Leckerer geht es nicht!

„Meinetwegen kann Rettungsdienst immer so sein!“, sagt Jens grinsend und will einen Schluck aus seiner Tasse nehmen. Genau in der Sekunde piept es in unseren Hosentaschen. Jens erschrickt davon dermaßen, dass er sich die halbe Tasse Kaffee über sein Shirt pladdert.

„Maaaann! Hätte ich bloß nichts gesagt! Fuck!“

Noch schnell eine Gabel Cremeschnitte in den Mund und dann laufe ich zur Fahrzeughalle. Unterwegs ein schneller Blick auf das Display des Alarmmelders.

„männlich, chirurgisch, Schweiben-Alp“ steht da knapp.

Eine Minute später sitze ich im signalgelben Passat und wir machen uns auf den etwa acht Kilometer weiten Weg zum genannten Ort in der Nähe eines der Bergdörfer oberhalb unserer Rettungswache.

„Rettig 3470 von Sanpolizi!“, werden wir auf Schweizerdeutsch per Funk von der Rettungsleitstelle angesprochen.

„Hier Rettig 3470!“, antwortet Jens umgehend.

„Wir haben einen Notruf betreffs eines abgestürzten Base Jumpers erhalten. Er soll jetzt dort mitten auf der Wiese liegen. Mehr weiß ich im Moment noch nicht. Melde mich gegebenenfalls wieder. Ach ja, alle Helikopter sind anderenorts im Einsatz!“

„Verstanden. Ende!“, antwortet Jens und hängt das Funkgerät zurück in dessen Halterung.

„Base Jumping würde ich nie machen, mich an eine hohe Felskante stellen, 1000 Meter runterspringen und hoffen, dass der Fallschirm aufgeht!“, denke ich, wo ich schon kaum Achterbahn fahren kann.

„Bin gespannt. Die letzten abgestürzten Base Jumper waren alle hin... Da kam jede Rettung zu spät!“

Ich habe einen riesigen Kloß in meinem Hals! War ich doch noch nie bei so einem Unfall im Einsatz. Mir zittern die Hände und ich stelle mich auf das Schlimmste ein.

Elf Serpentinen später verlangsamt Stefan das Tempo und wir parken am Straßenrand der Kantonalstraße an einer sattgrünen Weide. Einige einzeln stehende, grau-braune Kühe grasen friedlich, andere liegen wiederkäuend in kleinen Gruppen zusammen. Zusammen mit dem blauen Himmel, den Bergen im Hintergrund und der Sonne reinste Schweizer Postkarten-Idylle! Scheinbar!

Als wir aus dem Passat ausgestiegen sind, hören wir von Weitem laute Rufe. Stefan und ich laufen mit unseren Rettungsrucksäcken auf dem Rücken in Richtung des unbekannten Rufers. Nach knapp zweihundert Metern quer über die Weide sehe ich einen Mann am anderen Ende der Alp im Gras hocken. Er ruft erneut. Diesmal verstehe ich ihn:

„Hilfe! Hierher!“

Völlig außer Atem sind Stefan und ich nach nochmal gut 400 Metern fast am Ziel angelangt. Der Rufer ist der Kleidung nach zu urteilen wohl ein Landwirt. Er steht auf und läuft uns entgegen. Als wir zusammentreffen, platzt es gleich aus ihm raus:

„Ich habe gerade meinen Kühen frisches Wasser gebracht. Da höre ich plötzlich ein lautes Krachen oben an den Tannen!“, und er zeigt mit ausgestrecktem Arm auf ein kleines Wäldchen auf dem Bergplateau etwa 200 Meter oberhalb seiner Alp.

„Ich schaue hoch, sehe den Jumper dann über mir und eine Sekunde später hats einen dumpfen Knall gegeben und dann lag der da."

Wir laufen zu dritt zu der Stelle, auf die der Bauer eben gestenreich gezeigt hat. Im hohen Wiesengras erkenne ich den Mann erst, als ich unmittelbar neben ihm stehe.

Ein Bild des Grauens!

Er liegt in halber Rechtsseitenlage auf dem Bauch. Sein dunkelgrüner Wingsuit ist an mehreren Stellen aufgerissen, der Fallschirm auf seinem Rücken ungeöffnet. Trotz des ganzen Horrors fällt mir sofort auf, dass er keinen Helm aufhat.

Sein Kopf ist grotesk im 90-Grad-Winkel von der Halswirbelsäule abgeknickt. Er atmet nicht und hat keinen Puls. Vorsichtig öffne ich seine Augenlider. Das gelingt erst nicht, denn beide Augen sind massiv angeschwollen. Mit Stefans Unterstützung gelingt es endlich. Die Pupillen sind riesig groß und entrundet. Ich taste eilig entlang seines Nackens, vorsichtig vom oberen Ende der Brustwirbelsäule in Richtung Hinterhaupt, immer den Dornfortsätzen folgend. Etwa in Höhe des vierten Halswirbelkörpers taste ich einen deutlichen Knochenversatz zum nächsten Wirbel. Sind gewiss fünf Zentimeter. Keine Frage: Genickbruch! Leider auch keine

Frage: Jegliche Reanimationsversuche sind vergeblich! Das Rückenmark ist durch diese Verletzung ganz sicher ebenfalls zerrissen worden.

„Keine Chance!“, sage ich zu Stefan, der schon angefangen hat, alles Notwendige für eine Wiederbelebung vorzubereiten.

„Scheiße! Wie ich befürchtet hatte.“

Ich bitte den Landwirt und Stefan, gemeinsam mit mir den Toten auf den Rücken zu drehen. Bei diesem Manöver fallen uns sofort weitere Verletzungen auf. Brüche an beiden Beinen und am rechten Arm. Als der junge Mann ganz auf dem Rücken liegt, entdecke ich eine drei Zentimeter lange Strangulationsmarke an seinem Hals, die zuvor in Bauchlage nicht sichtbar war. Ich kann mir die Verletzung nicht erklären.

„Füllst du den Totenschein hier aus?“, fragt mich Stefan. Ich nicke.

Ich bedanke mich bei dem Landwirt für seine Unterstützung und frage ihn, ob wir für ihn zur Verarbeitung des Erlebten das Krisenteam anfordern sollen.

„Wen?“, fragt er.

„Das sind speziell psychologisch geschulte Mitarbeiter des Rettungsdienstes, die Menschen mit traumatischen Erlebnissen dabei unterstützen, die Geschehnisse zu verarbeiten.“

„Ach, Unsinn! Er ist nicht der Erste hier auf meiner Weide und sicher auch nicht der Letzte. Vergangenes Jahr waren es zwei!"

Dann sagt er uns auf Wiedersehen und geht zu seinen Kühen. Ich schaue ihm noch eine Weile konsterniert hinterher.

Dann erledige ich die Leichenschau. Nur grob unter Verzicht auf das vollständige Entkleiden des Leichnams, denn er wird ohnehin noch einer „Legalinspektion" zugeführt.

Eine Schweizer Besonderheit: Alle Toten, die nicht ganz sicher eines natürlichen Todes gestorben sind, müssen vom sogenannten Kreisarzt untersucht werden. Besteht dann noch der Verdacht auf Fremdeinwirkung, findet die Obduktion statt.

Nachdem ich die Formalitäten erledigt habe, überlasse ich die Unfallstelle der in der Zwischenzeit eingetroffenen Polizei. Stefan und ich fahren zurück zur Wache.

Draußen scheint immer noch die Sonne. Im Auto ist es mucksmäuschenstill.

Gleichentags 19 Uhr

Ich bringe den Durchschlag des Totenscheins zum lokalen Polizeirevier. Der Beamte, der den „Fall" bearbeitet, bittet mich, ihm in sein Büro zu folgen. Im Vorraum liegen sich zwei junge Männer weinend in den Armen. Als wir im Zimmer sind, schließt der Polizist hinter uns die Tür.

„Schlimmer Unfall, was?! Draußen die Jungs sind Freunde des Verstorbenen. Die drei sind heute Mittag zusammen hoch auf die „High Nose“, um von dort einen „Proximity-Flug“ zu starten.“

„Bitte? Was? Ich verstehe nicht, was Sie sagen!“, unterbreche ich den Kapo.

„Doktor, das geht so: Du stellst dich in deinem Wingsuit auf eine Felskante und stürzt dich in die Tiefe. Der Flügelanzug sorgt dafür, dass du fast wie ein Vogel fliegst: Du kannst richtig lenken und manövrieren. Proximity-Fliegen ist dann die höchste Steigerung. Diese Jungs kriegen erst einen richtigen Adrenalin-Kick, wenn sie möglichst nah entlang des von ihnen überflogenen Geländes segeln. Praktisch ein Konturenflug.“

„Ok. Ich verstehe.“

„Einer der drei Springer hatte eine Helmkamera auf. Die Aufnahmen haben wir schon ausgewertet. Hier ist das Video des Todesfluges!“

Dann drückt der Polizist auf die Enter-Taste an seinem Computer und der Film beginnt. Gebannt schaue ich auf den Monitor.

Zu sehen sind zwei junge Männer hoch im Gebirge an einer Felskante. Einer der beiden mit orangenem Wingsuit und weißem Helm, der andere trägt einen roten Helm zu seinem dunkelgrünen Fluganzug. Der Kameramann und die beiden anderen klatschen sich ab.

„High Five!"

Jetzt stellt sich der „Orangene" an die Kante, hält kurz inne und springt einen Wimpernschlag später in die Tiefe.

Jetzt ist „Nr. 2" dran, der Mann im dunkelgrünen Wingsuit. Er tritt an die Felskante, zählt deutlich hörbar „1, 2, 3!" und lässt sich mit einem kleinen Hüpfer in den Abgrund fallen.

„Nr. 3" mit der Kamera am Helm zögert nicht lange. Einen Augenblick später ist auch er im freien Fall.

Aus dem Lautsprecher des Computers höre ich jetzt ganz deutlich den Luftstrom an der Helmkamera wie irre vorbeirauschen. „Nr. 3" verfolgt den Mann im dunkelgrünen Flugdress. Mir stockt der Atem bei diesen Aufnahmen. Die Arme und Beine weit ausgebreitet, geht es mit Höllentempo super knapp über Felskanten und an Bergkämmen vorbei. Manchmal, so scheint es, sind nur ein, zwei Meter zwischen „Nr. 2" und den Hindernissen. Ich habe feuchte Hände...

Dann ist „Nr. 2" für kurze Zeit nicht im Bild zu sehen. Der Kamerablick geht nach rechts. Eine imposante Gipfelformation rast am Mann mit der Helmkamera vorbei.

Da! „Nr. 2" ist wieder im Bild, jedoch bereits deutlich tiefer als der Kameramann. Der Mann im dunkelgrünen Wingsuit macht einen Schwenk nach links. Auf einmal sind Bäume sichtbar, die er nun überfliegen muss. Das Bild wackelt. Der Kameramann brüllt irgendwas. „Nr. 2" ist Sekunden später trotz Affentempo noch immer über den Bäumen, hat es anscheinend aber gleich über die letzten Tannenspitzen geschafft.

Doch da: Plötzlich kracht er in die letzten Baumwipfel. Der Mann im dunkelgrünen Fluganzug ist nicht mehr zu sehen. Ein roter Helm fliegt durch die Luft. Daher also die Strangulation...

Der Kameramann schreit und schreit und schreit...

Der Polizist stoppt nun das Video.

„Dieser Film ist das Schlimmste, was ich je gesehen habe!", sage ich zu ihm und verlasse dann sein Büro.

Dunkle Wolken

Sommer 2003 gegen 17 Uhr in Hessen.

Markus und ich sind auf der Rückfahrt von einer Notarzt-Verlegung. Ein älterer Herr musste wegen einer Hirnblutung vom hiesigen Stadtkrankenhaus in die Uniklinik gebracht werden.

„Haste auch Hunger?", fragt mich Markus.

„Ach, ich würde schon was reinkriegen!"

„Döner? Mäckes? Oder Pizza? Was darf's denn sein?"

Als ich gerade abwäge - lecker vs. schnell - spricht uns die Rettungsleitstelle über Funk an:

„52-82-1 von Leitstelle!"

Markus antwortet über die Freisprecheinrichtung:

„Hier 52-82-1, sprechen Sie!"

„Ich habe einen Einsatz für euch. Verkehrsunfall. Mitten im Wald. Fahrt über die B46 Richtung Rothenburg. Nach der Ortsdurchfahrt Gildehausen kommt ein Forstweg auf der rechten Seite. Ab da werdet ihr eingewiesen. Feuerwehr und Polizei sind auch alarmiert."

„Verstanden. Wir machen uns auf den Weg!"

Ein kurzer Tipp auf den Schalter des Blaulichts, dann machen wir uns auf den 26 Kilometer weiten Weg. Das Navi berechnet eine Fahrzeit von 21 Minuten.

„Wenn das was Ernstes ist, können wir uns den Weg sparen. Kommen wir eh zu spät!", meint Markus lakonisch.

„Vielleicht ist ja ein RTW schneller?!"

Tatsächlich sind wir nach 18 Minuten in Gildehausen, einem kleinen, vergessenen Dorf mit einem Bauernhof und heruntergekommenen Fachwerkhäusern an der

Durchgangsstraße. Knappe 500 Meter nach Verlassen des Örtchens sehen wir schon aus einiger Entfernung ein Feuerwehrauto mit blinkendem Blaulicht am rechten Straßenrand. Markus hält genau neben dem roten VW-Bus der Dorffeuerwehr an und lässt die Beifahrerscheibe herunter.

„Wo müssen wir hin?"

„Gleich hier rechts in den Wald. Immer auf dem Hauptweg bleiben, solange, bis ihr die nächsten Einweiser erreicht habt!"

„Danke!"

Wir biegen in die breite, asphaltierte Forststraße ein. Jetzt geht es gut zwei Kilometer durch dichten Tannenwald, bis wir auf zwei Feuerwehrleute an einer Wegkreuzung treffen. Einer der beiden weist uns nach links in einen ebenfalls befestigten Waldweg, der sich über einige hundert Meter in weichen Bögen eine Anhöhe hochschlängelt. Oben an der Bergkuppe angekommen geht es dann schnurgerade bergab. Unten am Ende der Abfahrt zucken Blaulichter. Von einem Unfall ist nichts zu sehen.

„Was ist denn da los? Haben sie uns aber ein würdiges Empfangskomitee vorbereitet!", sagt Markus lachend.

„Hat uns der Mann von der Leitstelle nicht zu viel versprochen!"

Wir parken am Ende eines eindrucksvollen Fuhrparks: Zweimal Polizeipassat, einmal Einsatzleitung der Feuerwehr, ein Tanklöschfahrzeug, ein Rüstwagen, ein Feuerwehr-Hilfeleistungsfahrzeug, ein Forstauto und ein Rettungswagen. Einen verunfallten PKW kann ich jedoch immer noch nicht sehen.

Als wir an den anderen Rettungsfahrzeugen vorbeigehen, winkt uns der an seiner roten Weste erkennbare Einsatzleiter der Feuerwehr.

Erst als ich das letzte Feuerwehrauto passiert habe, sehe ich den furchtbaren Grund unseres Einsatzes, den ich bisher wegen der vielen Fahrzeuge nicht sehen konnte.

Die schnurgerade Forststraße wird hier unten an der Talsohle breiter. Auf einer Länge von gut zehn Metern wird die Schotterpiste „zweispurig". Genauer: Die Forststraße wird rechts und links um eine riesige Eiche herumgeführt. Exakt vor der Eiche steht ein fast vollständig zerstörter Kleinwagen. Das Auto hat sich förmlich um den Baum gewickelt. Einzelne Wrackteile liegen im Umkreis von gut 50 Metern verteilt auf dem Schotter und im angrenzenden Wald.

Ich laufe die letzten Meter bis zur Eiche. Die Feuerwehr hat schon die Fahrertür mit dem hydraulischen Spreizer geöffnet. Olli und Pierre, die beiden Sanis vom RTW, stehen neben dem Auto.

„Da kamen wir zu spät! Der Mann ist tot.“, sagt Olli und Pierre ergänzt:

„Dieser Unfall war auch ein kein Unglück. Das sollte genau so passieren!“

Ich gucke Pierre verwundert an und gehe zum Unfallopfer. Der nicht angeschnallte Fahrer, ein ca. 70-jähriger Mann, ist beim Aufprall gegen die Eiche komplett vom Sitz in den Fußraum katapultiert worden. Wie ein geschnürtes Paket klemmt er jetzt unterhalb des Lenkrades zwischen dem Vordersitz, den Pedalen und dem Motorblock, der zum Teil in den Fahrgastraum geschoben ist.

Unglaublich! Der Mann ist zusammengestaucht wie ein Abwrackauto nach der Schrottpresse. Ich versuche rasch, die Schlagader am Hals zu tasten, bemerke aber die bereits eingetretene Totenstarre.

Wir sind zu spät! Olli hatte Recht.

Ich wende mich gleich an einen der beiden Polizisten, die etwas abseits stehen.

„Ist wohl ein „Nicht natürlicher Tod“. Bitte verständigen Sie die Kripo!“

Die Kriminalpolizei verständigen wir immer dann, wenn Zweifel bestehen, dass der Tod nur aus innerer Ursache heraus eingetreten ist.

Jetzt heißt es warten. Die Kripo benötigt mindestens eine Stunde.

In der Zwischenzeit betrachte ich den Unfallort genauer. Scheint jedenfalls so, als wäre der alte Herr auf dem abschüssigen Forstweg geradewegs und zielgenau gegen den Baum gerast, der hier mitten in seinem Weg stand. Dafür sprechen mindestens zwei Fakten: Auf diese Forststraße gerät man nicht zufällig, ist viel zu tief drin im Wald gelegen. Weitab der Landstraße. Außerdem war er nicht angeschnallt...

„Wissen Sie schon etwas über die Hintergründe?", frage ich die Polizisten.

„Nein, nichts. Alles noch völlig unklar."

„Und wer hat den Unfall gemeldet?"

„Ein paar Mountainbiker sind hier zufällig vorbeigefahren und haben den Horror entdeckt!"

Nach einer guten Stunde kommt die Kripo. Nachdem der Unfall aus allen Richtungen fotografiert wurde, können wir den Toten zusammen mit massiver technischer Hilfe der Feuerwehr aus dem Wrack bergen.

Bei meiner Leichenschau stelle ich fest: beide Beine sind mehrfach gebrochen, ebenso das Becken. Der Bauchraum ist gespannt, so wie es typisch für innere Blutungen ist. Der Brustkorb ist beidseits des Brustbeins eingedrückt, die Rippen entsprechend kaputt. Die Bestimmung der Todeszeit mittels Temperaturmessung ergibt einen Zeitraum von etwa 10 bis 13 Uhr.

Nach dem ich die Formalitäten erledigt habe, fahren wir gegen 20 Uhr zurück zur Wache. Ich bin froh, dass ich Feierabend habe.

PS: Die Ermittlungen der Kripo ergaben, dass der alte Herr nach dem Krebstod seiner Frau seit fast zwei Jahren schwer depressiv war. In seiner Wohnung wurde ein Abschiedsbrief gefunden, in welchem der Suizid angekündigt wurde. Er begann mit folgenden Worten:

„Ich kann die dunklen Wolken in meinem Kopf nicht länger ertragen…“

Under pressure

Frühjahr 2004. Irgendwo in Hessen.

Gerd und Hanna sitzen rauchend in der Küche. So wie jeden Abend seit vielen Jahren. Immer gegen 22 Uhr treffen sie sich am Esstisch zur „Gute-Nacht-Zigarette“ und erzählen dabei vom Erlebten des Tages. Die alte Dame sieht heute nicht gut aus. Ganz anders als sonst.

„Mir ist nicht gut. Es ist als würde ich neben mir stehen. Alles hört sich wie durch Watte an. Irgendwas stimmt nicht!"

Hanna ist blass im Gesicht. Unruhig schaukelt sie auf dem Stuhl hin und her und nestelt an ihrer Bluse. Ihr 52-jähriger Sohn macht rasch seine Zigarette aus und verlässt die Küche, um seiner Mutter ein nasses Handtuch aus dem Badezimmer zu holen. Die Stirn kühlen wird seiner Mutter schon helfen. Gerade hat er den Wasserhahn im Bad geöffnet, da hört er einen lauten Schrei.

„Aaaaah!"

So hat seine Mutter noch nie geschrien... Er läuft zurück in die Küche. Hannas Gesicht ist zu einer Grimasse entstellt. Die alte Dame zuckt für wenige Sekunden am ganzen Körper. Dann ist es ruhig, und sie sitzt nur noch still da.

„Mama, was ist los?"

Hanna reagiert nicht.

„So sag doch was!", fleht er seine Mutter inständig an.

Nichts passiert. Hanna rührt sich nicht. Schaut nur mit leerem Blick in Richtung Küchenlampe.

Gerd rennt zum Telefon.

„Wie ist nochmal die Nummer vom Rettungsdienst?"

In Gerds Kopf findet sich kein klarer Gedanke. Da entdeckt er den kleinen Aufkleber auf dem Telefonapparat, den Hanna vor Jahren mal als Zeitungsbeilage erhalten hatte.

„Im medizinischen Notfall 112 anrufen!“, steht da geschrieben.

Mit zittrigen Fingern wählt er die angegebene Nummer.

Wenige Minuten später piept es in meiner Hosentasche...

Alle Ampeln auf unserer Route über die 4-spurige Hauptstraße stehen auf Grün, als Frank und ich im signalroten T5 zu Hanna fahren. Die Leitstelle hat uns auf „grüne Welle gesetzt“, also die Ampelschaltung so gesteuert, dass wir ohne Unterbrechung mit forschem Tempo vorankommen. Nach nur sieben Minuten erreichen wir gemeinsam mit dem Rettungswagen die angegebene Adresse.

Gerd nimmt uns unten am Eingang des Einfamilienhauses in Empfang.

„Hallo, wo müssen wir hin?“

„Meine Mutter sitzt in der Küche im ersten Obergeschoss.“

Mit hastigen Schritten gehts die Treppe hoch und dann gleich links in die Küche. Gerd folgt uns.

„Was ist passiert?“, frage ich den Mann und versuche gleichzeitig einen ersten Eindruck von der älteren Dame zu gewinnen, die reglos auf dem Stuhl sitzt.

„Meine Mutter fühlte sich nicht gut. Irgendwas würde nicht mit ihr stimmen hat sie noch gesagt. Plötzlich hat sie furchtbar aufgeschrien, anschließend am ganzen Körper gezuckt und seitdem ist sie weg. Ich habe vergeblich versucht, sie wachzurütteln!"

Hanna sitzt angelehnt mit leerem Blick auf einem Küchenstuhl. Ihr Oberkörper ist nach rechts geneigt. Sie scheint uns überhaupt nicht wahrzunehmen.

„Hallo, können Sie mich hören?"

Die alte Dame antwortet mir nicht, woraufhin ich sie anstupse. Auch keine Reaktion. Ich fühle rasch nach ihrem Puls am Handgelenk. Gottseidank! Die Arterie klopft rhythmisch unter meinem tastenden Finger. Auch Hannas Atem geht gleichmäßig.

Von einer Sekunde auf die andere beginnt sich jetzt das Gesicht der alten Frau zu verkrampfen. Der eben noch weiche Gesichtsausdruck der Dame ist nun zur gruseligen Fratze entstellt. Schaumiger Schleim tritt aus Hannas Mund. Dann zittert sie plötzlich am ganzen Körper, was nahtlos in grobe Streckkrämpfe übergeht. Ihr Sohn steht völlig konsterniert daneben. Wie in Schockstarre beobachtet er das Geschehen vor ihm.

„Runter auf den Boden mit der Frau. Dann Verkabeln und Zugang!", sage ich zu den Jungs vom Rettungsdienst.

Gemeinsam legen wir Hanna auf den Fußboden. Der Krampfanfall ist nach kurzer Zeit schon wieder vorüber. Während sich die Sanis um EKG, Blutdruck, Sauerstoffsättigung, Blutzucker und den Tropf kümmern, setze ich meine Untersuchung fort und frage Gerd: „Sind Krampfanfälle bei Ihrer Mutter bekannt?"

„Als Kind hatte sie wohl mal eine Art Epilepsie. In den letzten 40 Jahren war aber nichts mehr!"

Hannas Augen sind, nachdem der Krampfanfall vorüber ist, wieder geöffnet und ihre Pupillen „normal", auch deren Reaktion auf meine Taschenlampe. Schnell ziehen sie sich zusammen, als ich in die Augen leuchte. Ich kneife Hanna in die Haut am Hals. Das lässt sie unbeeindruckt. Dann hebe ich ihren rechten Arm wenige Zentimeter hoch und lasse ihn kurz darauf wieder los. Der Arm fällt ungebremst zu Boden. Das gleiche am anderen Arm und den Beinen. Keine Frage: Unsere Patientin ist ohne Bewusstsein. Mit offenen Augen! Postiktaler Zustand? Also diese Benommenheit nach einem Krampfanfall?

„Der Blutdruck ist etwas hoch. 180 zu 90. Puls und Sättigung sind in Ordnung!" sagt Frank in die Runde.

Jetzt kleben auch die EKG-Elektroden auf dem Brustkorb der bewusstlosen Dame. Unser Monitor zeigt einen gesunden Rhythmus.

Jens hat sich um den Tropf gekümmert und Andreas bestimmt gerade den Blutzucker. Nach kurzer Zeit steht das Ergebnis auf dem Display des kleinen Apparates: 105. Auch im Normbereich.

„Was hat die Frau bloß?“, frage ich mich im Stillen und fasse in Gedanken noch einmal zusammen, was wir bisher wissen: Hanna hatte als Kind wohl epileptische Anfälle. Heute Abend fühlte sie sich nicht gut, hörte wie durch Watte. Dann hat sie gekrampft, zweimal hintereinander am ganzen Körper. Einmal nur in Gegenwart ihres Sohnes, einmal als wir bereits hier waren. Kurz zuvor schrie sie laut auf. War das ein „Initialschrei“? Und dann dieses Unwohlsein, die berichtete Hörstörung – war das die „Aura“?

Epilepsie ist eine Erkrankung, die sich im Gehirn abspielt. Zum einen sind Teile der Hirnzellen übererregbar, d.h. die physiologische Erregungsbremse funktioniert nicht richtig. Zum anderen kommt es zu ungeregelten elektrischen Entladung zwischen diesen Nervenzellen. Die Ursachen der Erkrankung sind vielfältig, letztlich aber noch nicht endgültig geklärt.

Häufig kündigt sich ein epileptischer Anfall durch eine sogenannte „Aura“ an. Die Patienten spüren eine innere Unruhe, nehmen ihre Umgebung anders als normal wahr und können über unspezifische Symptome klagen, wie z.B. Bauchschmerzen. Wenn die Muskeln anfangen sich zu verkrampfen, wird plötzlich die im Brustkorb befindliche Luft herausgepresst, was sich mitunter wie ein Schrei anhören kann, der sogenannte „Initialschrei". Nach Abklingen des Krampfanfalles verfallen die Patienten in einen unterschiedlich ausgeprägten Dämmerzustand, die „postiktale Phase".

Unter Berücksichtigung der gemessenen Kreislaufwerte, die bis auf den etwas erhöhten Blutdruck alle unauffällig waren, entscheide ich mich zur Arbeitsdiagnose „Krampfleiden unklarer Ursache".

Da der epileptische Anfall vorüber und Hannas Kreislauf stabil ist, wir also im Moment nichts weiter für die Seniorin tun müssen, bitte ich die Sanis, unsere Patientin für den Transport in eine neurologische Klinik vorzubereiten. Die Jungs packen unsere Sachen zusammen und legen die alte Dame auf das Tragetuch, während ich Gerd über meinen Verdacht informiere. Dann bringen wir Hanna in den Rettungswagen. Ich hake den Einsatz in Gedanken schon ab.

„Alles in Ordnung. Wir können losfahren."

Dann plötzlich überschlagen sich die Ereignisse! Gar nichts ist in Ordnung!

Gerade als ich mich hingesetzt habe und damit beginne, das Einsatzprotokoll zu schreiben, schlägt der Überwachungsmonitor mit lautem Piepen Alarm. Ein kurzer Blick auf das Display. Die automatische Blutdruckmessung hat sich gemeldet: 300 zu 140! Viel zu hoch. Diesen Wert habe ich noch nie gesehen. Wieso das auf einmal?

„Ebrantil!“ sage ich zu Andreas und ergänze „Schnell wäre nicht schlimm!“ Dann quittiere ich den Alarm am Gerät und das durchdringende Piepen hört auf. Der Sani hat prompt die Dringlichkeit erkannt, reißt den Rucksack förmlich auf und entnimmt eine Ampulle des blutdrucksenkenden Medikaments. Dann macht er die Spritze fertig. Es piept erneut. Sauerstoffsättigung im Blut nur noch 89%. Hanna hat aufgehört zu atmen.

Was ist hier los? Ich habe Angst, die Kontrolle über die Situation zu verlieren.

„Beatmungsbeutel! Und Intubation vorbereiten!“

Wirre Gedanken rasen durch meinen Kopf. Epilepsie? Oder doch ein Schlaganfall? Von Lähmungen war keine Rede. Eine Hirnblutung? Die Pupillen der Dame waren komplett unauffällig.

Frank gibt mir den Beutel, dann beginne ich sofort mit der Beatmung von Hand. Nachdem ich drei-, viermal Luft in Hannas Lungen gepumpt habe, steigt der Sauerstoffgehalt langsam wieder an, ist nun bei 91%. Jetzt ist kurz Zeit und ich überprüfe ein weiteres Mal die Pupillen der alten Dame. Das Schwarze in Hannas rechtem Auge ist auf einmal doppelt so groß wie auf der linken Seite!

„Hirnblutung! Noch rasch intubieren und dann ruckzuck in die Neurochirurgie!“

Das Gehirn wird vom knöchernen Schädel umgeben. Falls es in dieser Höhle zu einer Blutung kommt, steigt unweigerlich der Druck im Innern, da sich der Schädel, anders als z.B. ein Luftballon, nicht ausdehnen kann. Das austretende Blut drückt auf die empfindlichen Nervenzellen des Gehirnes. Je nach Ausmaß und Ort der betroffenen Hirnregionen resultieren dann schwere Schäden bis zum Tod durch Lähmung des Atemzentrums. Eine Blutung im Innern des Kopfes ist also meist fatal. Schäden können durch rasche neurochirurgische Entlastung des Hirndruckes evtl. eingedämmt werden.

Das Ebrantil ist bereit. Ich bitte Andreas 10 Milligramm davon zu spritzen. Gleichzeitig versuche ich Hanna den Beatmungsschlauch ohne eine medikamentöse Narkoseeinleitung in die Luftröhre zu schieben. Das klappt zum Glück gleich beim ersten Versuch. Die Patientin wehrt sich nicht. Danach schließen wir Hanna sofort an unser Beatmungsgerät.

„Auf gehts. Mit Alarm in die Klinik. Und ruf vorher dort an!“

Auf dem etwa 30-minütigen Transport versuchen wir weiterhin, Hannas Blutdruck zu senken. Die ersten 10 Milligramm haben gar nichts bewirkt. In kurzen Abständen spritze ich das Medikament immer wieder. Am Blutdruck ändert sich jedoch kaum etwas. Als wir im Schockraum des Krankenhauses ankommen zeigt unser Monitor 280 zu 120.

Nach einer kurzen Übergabe an die Kollegen in der Klinik wird Hanna sofort zum Schädel-CT gefahren. Die Röntgen-Schichtuntersuchung deckt eine Hirnblutung auf. Noch in der gleichen Nacht wird sie operiert.

PS: Am nächsten Tag habe ich mich nach Hanna erkundigt. Der behandelnde Neurochirurg berichtete mir, dass ein riesiges, in der Nähe des Hirnstamms gelegenes Hämatom ausgeräumt wurde. Hanna liegt beatmet im Koma auf der Intensivstation. Die erste Nacht hat sie überstanden. Ihre Situation schätzt der Arzt dennoch trotz OP und allen Möglichkeiten der Intensivmedizin als äußerst kritisch ein. Dass Hanna überlebt, hält er für unwahrscheinlich.

Schicksalsschläge

Irgendwo in Hessen. 2006.

Herbststürme fegen seit Tagen über Deutschland. Heute regnet es auch noch. Ein richtig erbärmlicher Tag.

Bislang ist mein Dienst ruhig. Wir hatten alle Zeit der Welt für den Check des Notarztautos, ein ausgiebiges Frühstück und das anschließende Studium der Tageszeitung.

Gegen Mittag piept es.

„Männlich, 70, psychischer Ausnahmezustand, Nachforderung durch Polizei, Anfahrt ohne Sonderrechte."

Komisch. „Ohne Sonderrechte", d.h. ohne Blaulicht und Martinshorn. Steht nur auf dem Pieper, wenn die Zeit nicht drängt. Meist handelt es sich dann um die Ausstellung eines Totenscheines. Ich bin gespannt...

Die Fahrt ist furchtbar. Die Scheibenwischer kommen kaum gegen den Regen an. Dazu wird unser Auto vom peitschenden Wind gehörig durchgerüttelt.

Silas und ich stehen nach endlosen 30 Minuten vor der Eingangstür eines großzügigen Einfamilienhauses in dem kleinen Dorf nahe der Kreisstadt. Wir klingeln, aber keiner macht auf. So bleiben wir erstmal im Regen stehen, der nicht von oben kommt, sondern, vom Westwind getrieben, geradewegs von links in unsere Gesichter klatscht. Binnen Sekunden rinnt der Regen vom Jackenkragen über meinen Rücken.

Endlich, nach mehrmaligem Klingeln, wird uns endlich die Tür geöffnet. Eine junge Polizistin nimmt uns Empfang. Ihr Gesichtsausdruck verrät nichts Gutes.

„Guten Tag, wir haben länger benötigt als normal. Das Wetter…!“, begrüßt Silas die Beamtin.

„Worum geht es denn?“ frage ich.

„Drüben im Wohnzimmer sitzt Herr Huber. Wir mussten ihm eine Todesnachricht überbringen. Sein Sohn…“, beantwortet die junge Frau meine Frage und geht dann in Richtung Wohnzimmer voran.

Herr Huber sitzt wie ein Häufchen Elend auf dem hellbraunen Sofa. Sein Gesicht hat er tief in die Hände vergraben. Der ganze Raum fühlt sich an wie von schwerer Depression erfüllt: Die Jalousien sind geschlossen, die Blätter der Zimmerpflanzen hängen traurig braun herunter und eine einzelne Stehlampe wirft dunkle Schatten.

„Guten Tag Herr Huber, ich bin der Notarzt, den die Polizei verständigt hat, weil es Ihnen nicht gut gehen würde. Kann ich etwas für Sie tun?“

Herrn Huber fehlt offenbar die Kraft zum Antworten. Wie in Trance schaut er mich nur an ohne etwas zu sagen. Sein Gesicht ist eingefallen und die Augen sind leer. Der 70-jährige ist am Ende seiner Kräfte. Mir schnürt es die Kehle zu. Ich kann wirklich viel ertragen, aber der Anblick dieses armen, alten Mannes bringt mich an den Rand dessen, was ich leisten kann.

„Wir würden uns dann jetzt verabschieden!“, sagt die Polizistin nun unvermittelt.

Ich schaue sie an und nicke nur kurz. Und schwupps sind die beiden Beamten weg. Ich kann es ihnen nicht verdenken. Das Schicksal von Herrn Huber ist fast nicht zu ertragen.

Dann setze ich mich neben Herrn Huber und versuche noch einmal, mit ihm in Kontakt zu treten.

„Die Polizistin hat mir draußen berichtet, dass Sie eben erfahren mussten, dass sich Ihr Sohn das Leben genommen hat. Möchten Sie, dass wir Angehörige oder Freunde anrufen, die Ihnen in dieser schweren Zeit beistehen können?“

Zum Glück antwortet der alte Herr mir jetzt.

„Meine Lebenspartnerin ist schon hierher unterwegs!“

„Das ist gut.“

Mehr zu sagen fällt mir erstmal nicht ein. Es ist wieder bedrückend still im Wohnzimmer. Ich bin hilflos, weiß nicht, wie ich mit dem traurigen Mann auf dem Sofa neben mir umgehen soll. Ohne weiter nachzudenken frage ich ihn:

„Möchten Sie mit mir über Ihren Sohn sprechen?“

Herr Huber setzt kurz zu einer Antwort an, bricht dann aber wieder ab. Er schaut mich aus geröteten Augen an. Bedrückend lange Sekunden. Ich kann diesen Blicken kaum standhalten. Zwei Tränen laufen über seine Wangen. Er beugt sich langsam zu mir und lehnt sich an meine Schulter. Ich muss jetzt nichts mehr sagen und nehme den alten Mann in den Arm. Als ich ihn ganz fest an mich drücke beginnt er bitterlich zu weinen. Über Minuten hält der Weinkrampf an und ebbt dann ganz langsam in herzzerreißendem Schluchzen ab.

Irgendwann hat er sich gefasst und hebt seinen Kopf von meiner Schulter. Dann schaut er mich mit nass geweintem Gesicht an und sagt:

„Was meinen Sie? Gibt es einen lieben Gott? Und wenn ja: Warum tut er mir das alles an? Was muss ich noch aushalten? Erst dieser furchtbare Tag im letzten April und dann heute die Nachricht, dass sich mein Sohn Christian im Gefängnis erhängt hat!"

Nicht ahnend, dass es etwas ähnlich Schlimmes geben könnte als das eigene Kind zu verlieren, frage ich zurück:

„Was ist denn im April passiert?"

„Unser Christian war immer schwierig. Schon als Kind hatte er mehr Probleme mit sich und seiner Umwelt als sein älterer Bruder. Als Jugendlicher entwickelte er erstmals Depressionen. Nach verschiedenen Therapien schien er auf einem guten Weg, machte sogar eine Ausbildung als Tischler. Dann stürzte er wieder ab: Falsche Freunde, Drogen, eine Vorstrafe. Und dennoch haben wir als Familie ihn wieder auf den richtigen Weg gebracht. Dann kam die neue Frau dazu und ein gemeinsames Kind. Alles schien perfekt. Aber: Er fiel wieder in ein Loch, fühlte sich mit allem überfordert. Viele Streitereien mit seiner Partnerin waren die Folge.

Am letzten Karfreitag hat Christian dann seine Frau im Affekt vor den Augen meines Enkels erwürgt!"

PS: Nachdem ich meine Sprachlosigkeit überwunden hatte, konnte ich Herrn Huber davon überzeugen, sich professionelle Hilfe geben zu lassen. Bis zum Eintreffen des von Silas alarmierten Notfallseelsorgers berichtete der alte Herr mir noch mehr Einzelheiten vom schwierigen Leben seines Sohnes.

Beim Verabschieden wünsche ich ihm viel Kraft für die kommende Zeit.

Über den Autor

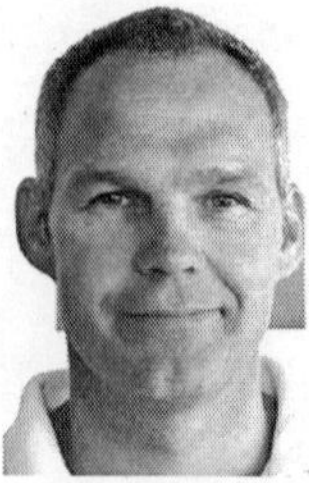

Dr. med. Christoph Schenk

Jahrgang 1965; Abitur in Wolfenbüttel; Medizinstudium in Marburg; Facharzt für Allgemeine & Unfallchirurgie, Notfallmedizin; berufliche Stationen: Fulda, Darmstadt, Filderstadt, Stuttgart, Salzgitter, Meiringen (Schweiz); wohnt mit Familie in Niedersachsen

Bisher vom Autor in dieser Notarzt-Reihe erschienen:

VIVA LA REANIMATION!

Erinnerungen eines Notarztes aus dem Blaulichtmilieu

ISBN-10: 3961114161 / ISBN-13: 978-3961114160